今田光一

解決！実務の疑問・不安

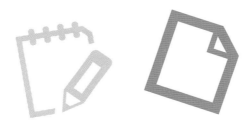

速習 電子カルテ_と代行入力

『復習テスト』で理解度 UP!

■ 医療事務職のための
実践手引書

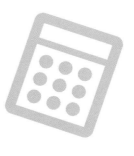

洋學社

はじめに

　医師事務作業補助者およびクラークは，医師の診療記事の記載・入力，処方せん作成，診断書などの書類作成等を通じて医師業務の負荷軽減を担うとともに，病院の診療の質にかかわる多くのデータを集積，出力するブレインとしてもそのニーズが高まっており，現在は医療機関にとどまらず，介護分野や地域包括ケアシステムへも活躍の場を広げることが期待されている。

　このような業務は，電子カルテを代表とする医療情報システムを介しての代行入力，統計，データ分析などが基盤となっているが，これまで医師事務作業補助者やクラーク向けの電子カルテのテキストはほとんど作成されておらず，法律などのルールについてもわかりやすくまとめられたものはない。その一方で，所属する病院の医療情報委員会やクリニカルパス委員会，診療録委員会など多くの会議メンバーとして医師事務作業補助者・クラークが出席することや，電子カルテの導入や更新にコアスタッフの一人として参画することもあたりまえとなってきた。

　かつて「オタク」「マニアック」「あまりに専門的」ともとらえられていた医療情報システムについて学ぶ機会は決して多くはなく，いきなり会議に出たとしてもわからない単語で何も発言できなくなってしまったというような経験はないであろうか。

　本書は，短時間で読み流すことで医師事務作業補助者やクラークが病院の電子カルテの基本的知識を身につけられるようになることを目的に，筆者が行ってきた各種の講演や質疑応答の記録などから，知っておくべき電子カルテの基本をできるだけ現場の事例にあげて，より

実践的にまとめたものである。医師事務作業補助体制の歴史やルールについては省いてあるので成書を参照してほしい。

　臨床現場にいる事務職員が，医療職や院内他部署とのディスカッションを堂々と行え，自分たちの部署の改革アイデアを提言できるようになることを期待する。本書を何回も読み直し，多くのメモ書きを加えて携えていただければ幸いである。

　なお，本書では，診療報酬上の医師事務作業補助体制加算の算定対象となるかどうかにかかわらず，代行入力や書類作成など医師の事務作業補助の業務をしている事務スタッフを「クラーク」，そのなかで，医師事務作業補助体制加算の算定対象になっているクラークを「医師事務作業補助者」と呼び分けて記載している。

目　次

Chapter 1.　電子カルテの基本

Chapter 2.　電子カルテの代行入力

1. 電子カルテの基本

Chapter 1

1. 電子保存の三原則

　当然ですが，「電子カルテ」を運用している施設では，患者の診療記録をとじ込んだ紙カルテは使用していません。1999年に旧厚生労働省が診療記録の電子保存を認めた『診療録等の電子媒体による保存について』を策定して，初めて電子ファイルでの保存が認められるようになりました。では，ワードやエクセルなどよく使われるパソコンソフトで診察ごとに記録し，それをUSBメモリーなどに記録すれば「電子カルテ」としてよいのでしょうか？　もしそれが認められてしまうと，ファイルは自由にコピーできますし修正もできてしまいます。誰がいつ入力や修正をしたものなのかがわからないうえ，誤ってデータを消去してしまうかもしれません。また，そのデータは誰でも読むことができるため，誰がその患者情報を見たのかがわかりません。紙カルテをやめて電子カルテを公的な記録とする以上，入力日時や修正内容の正確な記録，そしてデータの消去は許されることではありません。

　「電子カルテ」と呼ばれるためには厚生労働省の『医療情報システムの安全管理に関するガイドライン』[1]を守ることが必要なのですが，その根底となるのが「真正性」「見読性」「保存性」というの3つの基準です。これを「電子保存の三原則」と呼びます。電子カルテを扱うスタッフには重要なことなので知っておいてください。機器（電子カルテ）にこの三原則を守る機能が備わっていること，使用するスタッフが三原則を守る運用をすることが電子カルテ運用の基盤となります（図1）。

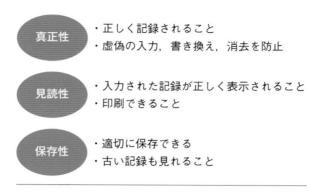

図1　電子カルテの三原則

1）真正性

　正しく記録されているということです。故意または過失による虚偽入力，書き換え，消去，混同を防止すること，そして作成責任の所在が明確になっていることが条件になっています。誰がいつ入力したのかがわかり，偽造や消去ができないようになっていることが電子カルテの1番目の原則です。パソコンで作ったファイルはゴミ箱にクリックして運べば消えてしまいますが，電子カルテではそれができないようにすることが必要です。

　また，誰がいつ入力・修正したかが正確に記録される機能が電子カルテには必要ですが，なりすまし，すなわち入力者が自身のIDやパスワードを使用し，他の人に使わせないという運用が必須となり，各病院で「運用規定」や「運用マニュアル」を作成することが求められています。簡単にデータにアクセスできるような状態にしておくと，個人情報保護の点からも重大な問題となるためです。

2）見読性

　簡単に言うと「記録がちゃんと画面に表示できること」「必要に応じて印刷などができること」ということです。記録したものを画面に出そうとしたら変な記号の羅列になっていて解読できないのではいけません。007やミッションインポッシブルの映画では，ジェームズ・ボンドやトム・クルーズに本部からミッションに指令がくると，そのあと「なお，このテープは自動的に消滅する，成功を祈る」と言って伝達の証拠が残らないようにテープが燃えたりするのですが，電子カルテでは必要なときに印刷して読めることが義務づけられており，燃えることは許されません。決められた期間が終了する前にデータを消去してしまうと，診療録の保存を義務づけた医師法に違反することになってしまいます。

3）保存性

　カルテ（診療録）には診療完結の日から5年間の保存義務があります（保険医療機関及び保険医療養担当規則）。少なくともこの期間はデータが消えない（復元できる）ようなしくみを整えておく必要があります。このため，多くの病院では，カルテのバックアップを取るためにサーバーを二重にしたり，ディスクなどにデータを複写して保管したりしています。記憶する機器に不具合が生じないよう，保守点検を定期的に行うようにすることも必要です。

　また，保管期間は一応5年ですが，医療訴訟などでは時効が20年ですので長期に保管したほうがよいとされています。日本医師会の『医師の職業倫理指針 第3版』では，カルテを永久保存することを推奨していますし，大学病院などでは永久保存としているところもみられます。

2. 紙カルテから電子カルテへの変遷

　1980年代までは，紙カルテ，紙伝票，画像フィルムを運用した診療が一般的でした。

　血液検査や画像検査，投薬や点滴を行う際には，それぞれの紙伝票に患者氏名やIDとともに必要な事項を記載して，検査部，放射線部，薬剤部に伝票を送り，検査結果用紙や画像フィルムは外来や病棟に届けられるという運用でした（**図2**）。そのため，大きな病院ではこれらを運搬するスタッフがたくさんいました。

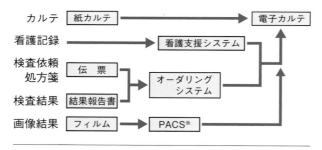

※PACS＝Picture Archiving and Communication System
（医療用画像管理システム）

図2　紙カルテから電子カルテへの変遷

　多くの病院では紙カルテが電子カルテに変わる前に，まずX線などの画像のデジタル化（フィルムがなくなり画面で確認する）やオーダリングシステム（検査や投薬を紙伝票ではなく院内のオンラインシステムで発注したり，結果を確認したりする）が広まりました。そして電子カルテより一足早く，看護師業務をサポートする看護支援シス

テムが導入されました。

　オーダリングシステムでは，検査のオーダや薬剤の入力をキーボード操作で行うわけですが，2008年以前はまだ代行入力操作という概念はなく，「発生源入力」の原則で，医師自身が入力することがほとんどでした。また，正式な記録は紙カルテなので，オーダリングシステムで入力した検査名や薬剤の名称・用法・日数などはオーダごとにシールで打ち出し，カルテに貼り付けるという作業を行う必要がありました（**図3**）。

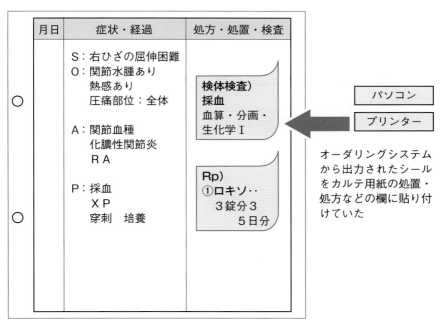

図3　紙カルテの用紙（様式2号）は症状経過を記載する部分と処方・処置・検査・手術を記載する部分に分かれており，オーダリングシステムから出力されたシールをカルテ用紙に貼り付けていた

　看護支援システムは，病棟などで看護師が行う体温・血圧・排泄回数などの記録や，疼痛，吐き気などの訴えの記録，そしてその対処などの各勤務帯の記録，および患者ごとの問題点に対する看護計画の作成を補助するものです。これが登場する前は，ベッドサイドで行った血圧，体温，心拍数，呼吸数測定をナースステーションに戻ってから大きな画用紙のような検温グラフの用紙に転記し，申し送りなどはこの用紙を紙芝居のようにスタッフが集まって見ていました（**図4**）。患者ごとに立案する看護計画もそれまでは分厚い手順書を見ながら紙の用紙に計画を立てていたのですが，看護支援システムの登場でこれらは姿を消しました。

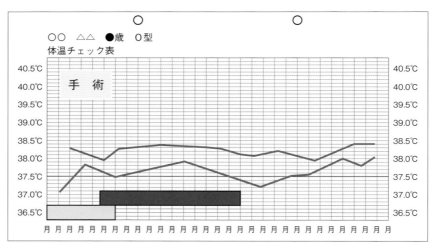

図4　電子化前の紙カルテ時代の病棟での申し送り（引継ぎ）では紙の温度板が使われていた

　看護システムとオーダリングシステムを同時に導入した施設も多

く，この2つのシステムをつなげることで，オーダリングシステムで入力された点滴や注射に対して看護師の実施登録操作が行え，相互のシステムで確認できるという利点がありました。

　医師の記録でもある電子カルテは，これらよりも遅れて導入した病院も多かったのですが，このような病院では医師の記録と看護記録が独立していたため，相互の情報共有が図れていませんでした。現在，電子カルテが導入され，看護記録や医師記録が同じ画面に見えているシステムでも，実はその裏では「電子カルテ」と「看護支援システム」の2つのアプリケーションが動いているというものもあります。

3. 電子カルテシステム化のレベル

　「うちの病院は電子化している」といっても，その内容は病院によって大きな差があります。電子カルテにはシステム化のレベルというものがJAHIS（Japanese Association of Healthcare Information Systems Industry：一般社団法人保健医療福祉情報システム工業会）により定められています。これは性能というよりは医療情報がどの範囲まで電子化されているかを示すものです（**図5**）。

　紙カルテ病院で医事レセプトシステムや検査部門システムなどは入っているがその連携はなく，紙伝票で行われているというところはレベル1，紙カルテだけどオーダリングシステムは入っているというところはレベル2，通常の電子カルテはレベル3，病院や地域の診療所間で電子カルテが相互につながっているところ，すなわち紹介状が紙ではなくデジタルで行われているところがレベル4，病院だけではなく介護老健施設などの福祉組織とつながり，健診情報や予防医療にまで情報がICT化され共有できているのがレベル5という感じです。

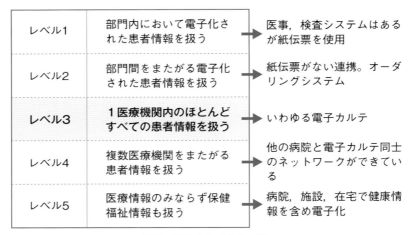

レベル1	部門内において電子化された患者情報を扱う	→	医事，検査システムはあるが紙伝票を使用
レベル2	部門間をまたがる電子化された患者情報を扱う	→	紙伝票がない連携。オーダリングシステム
レベル3	1医療機関内のほとんどすべての患者情報を扱う	→	いわゆる電子カルテ
レベル4	複数医療機関をまたがる患者情報を扱う	→	他の病院と電子カルテ同士のネットワークができている
レベル5	医療情報のみならず保健福祉情報も扱う	→	病院，施設，在宅で健康情報を含め電子化

図5　電子カルテのレベル

現状は，レベル2，3が大半を占めていますが，今後は，病院のみではなく，介護福祉施設や患者宅との連携が進んでいくことを病院スタッフは知っておく必要があります。

 4.　一般的な電子カルテの構成とHIS

　一般的な電子カルテの構成・しくみを図6に示します。自分の病院のものと比べてみてください。
　医師や指示を受けた医師事務作業補助者が電子カルテのオーダリング機能で薬剤や検査，CTやMRIのオーダを入力すると，その情報が薬剤や検査，画像検査などそれぞれの部門システムに送られます。それぞれの部門システムではこれらのオーダ情報に従い，薬剤システ

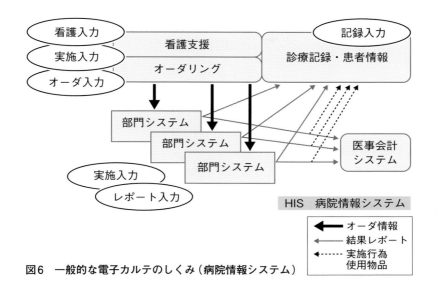

図6 一般的な電子カルテのしくみ（病院情報システム）

ムであれば調剤を行い薬剤師による調剤に回されます。検査部門では運ばれてきた検体と照らし合わせて検査を実施し，実施したことと結果を表示します。各部門で検査や投薬が行われるとその会計情報が医事会計システムに送られ，診療報酬や会計の計算に回されます。

　電子カルテは，このように本体になる「オーダリング＋看護支援＋診療記録・患者情報」の部分と各部署の部門システム，そして医事会計システムなど多くのシステムの連携で成り立っています。そのため，一連のしくみを「電子カルテ」ではなく「病院情報システム（Hospital Information System：HIS）」と呼ぶこともあります。この「HIS」という言葉はいろいろな会議で出てくるので覚えておいてください。「HIS ＝病院の電子カルテ全体」です。

5. 画像部門システムと用語

　HISの重要な部門システムの一つが「画像部門システム」です（**図7**）。前述したように電子カルテが一般的に普及する前に「画像部門システム」はすでに広まっていたため，「業務はまだ紙カルテで行っているけれどレントゲンフィルムを見ることはもうない」という状態の病院も多いと思います。すでに歴史がある画像部門システムにはよく使われる用語が4つあり，会議やミーティングでもよく出てくるので皆さんも覚えておいてください。

①　RIS：画像部門システムのこと。
　　Radiology Information System の略です。
②　モダリティ：X線，CT，MRIなどの医用画像機器の総称をモダリティといいます。
③　PACS：各画像のデータを保管しておくサーバーのことをいいます。
　　Picture Archiving and Communication System の略で，医療用画像管理システムともいいます。各患者の画像が保存されているUSBメモリーが束になっているようなものと思っていただければよいでしょう。
④　DICOM：紹介患者が持ってくる画像を取り込むときにはこのDICOM（Digital Imaging and Communications in Medicine）というデータ形式でやり取りすることになっています。これはCT・MRI・内視鏡・超音波などの医用画像診断装置，医用画像プリンタ，医用画像システム，医療情報システムなどの間でデジタル画像データや関連する診療データを通信したり，保存

したりする方法を定めた国際標準規格です。デジタルカメラなどの写真データには JPEG という形式があり，これで記録すればどのパソコンでも見ることができますが，同様に「DICOM」形式で保存された画像は異なる電子カルテシステムの病院間でもデータを受け渡しすることができます。

　歴史がある部門システムである「画像部門システム」では，この4つの単語を日常的に使うので頭に入れておきましょう。

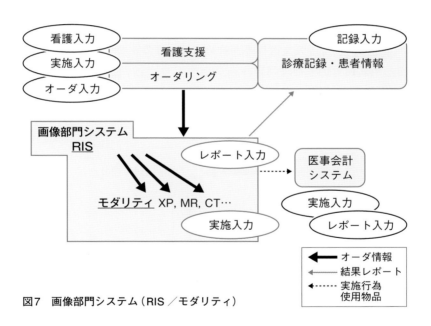

図7　画像部門システム（RIS ／モダリティ）

6. 文書管理システム

　もう一つクラークがよく使う部門システムに「文書管理システム」があります（**図8**）。紹介状や保険会社の入院証明書などの書類を作成保存したり，スキャンした文書を管理したりする働きをしています。このような機能は実は「文書管理システム」を導入しなくても多くの電子カルテの本体部分に標準機能として付いています。たとえば，手術や検査の同意書，入院診療計画書などは本体部分でも十分作成できます。

　しかし，別付けの文書管理システムを使うことで保険会社のさまざまな形式に対応した証明書作成ができることや，紹介状の受け取り，それに対する返書作成・未作成の確認などのチェックが，医師ごとや

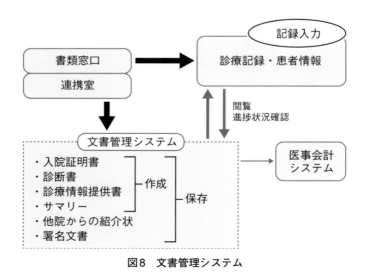

図8　文書管理システム

科ごとなどで行えるなどの利点があります。病院全体で書類作成の進捗状況や待ち時間を管理するのに便利なものです。

　病院によっては，書類の種類ごとに，電子カルテ本体に標準装備されている文書作成機能と別付けの文書管理システムを使い分けていることも多いので，自分の病院の区分けを確認しましょう。

▌ 7.　電子カルテデータの標準化

　スマートフォンが出始めの頃，メーカーごとに音楽アプリが複数あり，それが違うとせっかくダウンロードした音楽も聴くことができませんでした。また以前は Windows パソコンで作った文章を Apple のパソコンで開くことはできませんでした。

　今はそのようなことは解消されていますし，年賀状などの作成ソフト「A」で作った住所録のデータを「B」という別のソフトで見ることもできます。C 社のデジタルカメラで撮った写真やビデオを記録した SD カードをそのまま D 社のパソコンに差し込んで開くこともできます。これは，それぞれのデータの書き方や記録方法が，「CSV」「JPEG」「MP3」などに標準化されたためによります。

　では A 社の電子カルテで記録されたさまざまな項目をデータで取り出して，B 社の電子カルテで同じように開いてみることができるでしょうか？　残念ながらすべての項目についてきちんと開いてみることができないのが実情です（**図9**）。

　電子カルテのベンダー（メーカー）を変更するときには，これまでの診療記録のみならず，オーダのセットや文章テンプレートのフォーマットの多くが使えなくなってしまいます。新たな電子カルテに変わる場合，セットやテンプレートを作り直すという作業が必要となり，

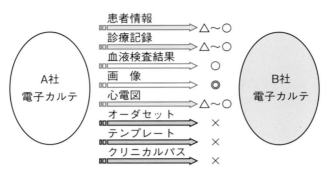

図9　電子カルテのデータ形式は完全に標準化されていない

これをクラークが担っているという例もよく聞きます。

　これではいろいろと不便ですので，医療のデータでも共通仕様，標準化が進められています（**図10**）。部門システムのほうではこれがかなり進んでおり，画像，検査，波形などはデータを共有するための「標準化」が図られています。紹介状と一緒に渡す画像のCDはDICOMという標準データで受け渡しすることで，紹介先の病院で部

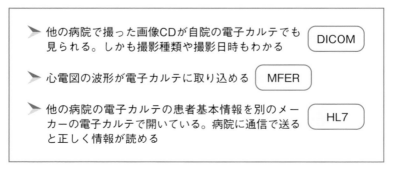

図10　電子カルテ情報の標準化

門システムが異なっていても同じように画像を取り込んで閲覧することができます。心電図の波形なども，患者に装着したモニターの波形を電子カルテに取り込む際には紙をスキャンするしかなかったのですが，MFER（Medical waveform Format Encoding Rule）と呼ばれる形式にすれば，電子カルテに波形のデータとして取り込むことができるようになりました。電子カルテの記載自体も，患者の基本情報（患者ID，保険情報，姓名，生年月日，性別，国籍，婚姻状態，感染症情報，血液型，身長・体重，アレルギー情報…），診療記録，検査結果などの記録方法の標準化が進められています（HL7など：Health Level 7）。住所録ソフトですら交換可能なのですから，もっと記載方法の標準化を図ってほしいものです。

8. 電子カルテのマスターと標準マスター

1）電子カルテのマスター

「マスター」とは簡単に言うと「選択肢集」です（**図11**）。

ファミリーレストランやハンバーガーショップに行くと，店員は手に持ったモバイル端末で注文をタッチ入力しています。最近では飲食する人自身で入力して注文するお店もあります。このようなシステムにするためには，まずメニューを決めなくてはなりません。また，長いメニューの名前を打ち込むのは大変なので，多くの場合はメニューに番号を付けたり記号を付けたりしてリストを作っています。これが「マスター」です。

電子カルテの入力でも薬剤名や投与方法はテキスト入力するわけではなく，検索して選んでクリックしています。このような「薬剤マスター」以外にも，X線撮影の部位や方向をまとめた「放射線マスター」

```
┌─────────────────────────────────────────────────────┐
│        電子カルテのマスター ＝「選択肢リスト」            │
├─────────────────────────────────────────────────────┤
│  病名マスター      ：ICD-10対応標準病名マスター          │
│                   ／レセプト電算用傷病名マスター         │
│  薬剤マスター      ：HOT                              │
│  検査マスター      ：標準臨床検査マスター               │
│  画像検査マスター：DICOM                              │
│  看護マスター      ：MEDIS看護マスター                 │
└─────────────────────────────────────────────────────┘
```

図11　電子カルテに搭載される「マスター」の例

「検査マスター」「食事マスター」など，非常に多くのマスターが電子カルテのオーダには使われていますが，当然，電子カルテの稼働前にこれらを組み入れておかなくてはなりません。つまり「マスター」を作らなくてはなりません。

2）標準マスター

これらのリスト作成を各病院で一から行うのは非常に大変です。それに新しい薬や検査が次々に出てくるので，マスターはそのつど更新しなければなりません。

このような各病院での負担を減らすために，それぞれの領域には標準マスターという標準リスト集が作成されています。「それならそれをそのまま使えば安心…」と思いますが，たとえば薬剤は病院によっては採用していないものもありますので，各病院で取捨選択が必要となります。

重要なマスターの一つに「病名マスター」があります。レセプトマスターとも呼ばれています。紙カルテの時代はカルテの表紙に手書きで病名を書き込んでいたため，同じ病態に対して医師ごとにさま

ざまな病名がついてしまうということが日常的にありました。そうなると，たとえば「五十肩」と「四十肩」「肩関節周囲炎」「凍結肩」など同じ病態に複数の病名がついてしまいますので，「私たちの病院では，五十肩の受診患者は全受診患者のどのくらいの比率になっているか？」といった調査をしようとすると，「同じ意味の病名をすべて探して集計する」といった作業が必要になってしまいます。もし，これらが同じコード番号に紐づけられていればその心配はありません。

　「標準病名マスター」は，電子カルテシステムや電子化診療報酬請求で使用される病名と病名コードを標準化する目的で，2002年に厚生労働省医政局および保険局の連携のもとで開発され，「ICD-10対応電子カルテ用標準病名マスター」,「傷病名マスター（レセプト電算処理システムマスターファイル）」としてリリースされました。ICD-10（International Statistical Classification of Diseases and Related Health Problems-10）というのは国際的に使用される病名分類で，これがあるから「〇〇病は北米よりも東南アジアに多い」などという統計が取れるわけです。国によって病気の名称が違っていては集計や比較ができません。

　採血などの検査の項目名にも標準マスターがあります。「標準臨床検査マスター」は，レセプト電算処理システム用医科診療行為マスターの検査コードと日本臨床検査医学会が制定したJLAC10（Japan Laboratory Code 10）コードを収載した新しい電子カルテ用マスターです。

　いずれの標準的なマスターも年次的に改定が繰り返されていますので，これに追いつくのも結構大変なこととなります。

　しかし，上記の標準マスターもそのまま使えるわけではありません。すべての検査を同じようにどの病院でも行えるわけではないので，自分達の病院で実施できない検査が選択肢として画面に出てくるのは困

りものです。どうしても自分たちの医療機関に合わせて修正する必要が生じます。マスター管理を専門に行う部署がない多くの病院では，検査部，薬剤部，画像診断部など各部門にマスター管理の担当者を置いていますが，専門医療者の本来の業務ではないこのようなマスター管理に時間を取られてしまうのは大きな問題です。

　また，このようなことを知らない医師は自分の好み？こだわり？に合わせて，「X線撮影方法の選択肢を増やしてほしい」「手術名を自分の好み（こだわり？）の言い方や学会でよく使われる単語に変えて増やしてほしい」など，さまざまな要望を出します（筆者も要望した頃があります）。

　基本的には標準マスターをそのまま使用することとし，他の方法（備考，コメント欄など）で「こだわり」を記載してもらうようにするのが，マスター管理の余計な苦労を防止し，次の電子カルテに変更する際の混乱を減らすことになります。

文　献

1）厚生労働省：医療情報システムの安全管理に関するガイドライン　第6.0版．https://www.mhlw.go.jp/stf/shingi/0000516275_00006.html（2023年5月閲覧）

Q1 電子カルテの運用について適切なものには○，不適切なものには×を付け，×の場合にはその理由を答えなさい。

① 電子カルテの三原則は「真正性」「見読性」「保存性」であり，これは3つとも満たされていなければならない。

② 病名や手術名マスターは後で学術的な統計が取れるよう病院独自で作成している。

③ オーダリングシステムと紙カルテを併用している場合には，検査内容や結果はオーダリングシステムに保存されるので，紙カルテには診療記事だけ記入するのが効率的である。

④ 日本の電子カルテは広く普及しているので，現在ほとんどの病院はJAHIS（保健医療福祉情報システム工業会）が策定した「電子カルテシステム化のレベル」のレベル4になっている。

⑤ 電子カルテのベンダーが変わってもデータはほぼすべて移行できる。

⑥ 電子カルテに組み込まれるマスターのうち，標準化マスターがあるものは手を加えず，そのまま病院で使用すべきである。

Q2 画像部門システムで使う用語とその説明を正しく組み合わせなさい。

1. RIS　　2. PACS　　3. モダリティ　　4. DICOM

　　　ア．各画像を保管しておくサーバーのこと
　　　イ．画像データの通信や保管を行うための標準規格のこと
　　　ウ．画像部門システムのこと
　　　エ．X 線，CT，MRI などの医用画像機器のこと

....

【解　　答】

Q 1

　① 　○

　「真正性」＝入力者や入力日時の記録，改ざん・消去防止ができること。「見読性」＝きちんと読めること。印刷できること。「保存性」＝記録が失われないこと。

　② 　×

　ICD-10，K コードをそのまま使用することが望ましいですが，自院独自のマスターを作成するのであれば，標準マスターとの紐づけを行い，標準マスターが併記されるような工夫が必要です。医師の異動で使われなくなる可能性があるようなマスターは作成すべきではありません。

　③ 　×

　紙カルテを使用している場合には，オーダリングシステムを併用していても紙カルテが公的な保存すべき書類になります。オーダリングシステムで入力した内容は，紙カルテにも保存されなくてはなりません。そのためオーダリングシステムでは，入力した内容をシールなどでプリントアウトしてカルテに貼り付ける運用がよく行われています。

　④ 　×

　本文参照。現状ではレベル2，3が大半を占めています。レベル4は

地域全体で医療健康情報の一元電子化が行われるもので，今後の地域包括ケアシステムで有用と思われます。

　⑤　×

　p15.「7.電子カルテデータの標準化」を参照。

　⑥　×

　薬剤の採用状況は各病院で異なり，行える検査も病院で差があるので，標準マスターのすべてを搭載しても使えない場合があります。取捨選択が必要です。

Q 2
　1－ウ　2－ア　3－エ　4－イ

2. 電子カルテの代行入力

Chapter 2

1. 代行入力の大原則

　診療録記載，書類発行，オーダ入力は医師の義務です。

　2008年に医師事務作業補助制度が誕生し，カルテ入力や書類作成など，それまで医師が行ってきた事務的作業の多くを事務職が行うようになりました。しかし，医師法や医療関連の法律が変わったわけではなく，診療録の記載や診断書，書類作成はあくまで医師にしか行えない業務であることはなんら変わりありません。まず事務職員も医師もこのことをしっかりと認識しておく必要があります（**図12**）。

　あくまで特定の条件をきちんと満たせば，「医師が行ったと『みなす』」ことができるようになっただけです。

　困ったことに医師のなかには，医師になったときからカルテ記載や書類作成を医師事務作業補助者に傍らでしてもらっているため，「書

● 医師法第19条第2項（証明文書の交付義務）
　診察を行った医師は診断書の交付の求めがあった場合には，
　正当な事由がなければ，これを拒んではならない。

● 医師法第20条（無診察治療等の禁止）
　医師は，自ら診察しないで治療をし，若しくは診断書を交付
　してはならない。

● 医師法第24条 第1項
　医師は，診療をしたときは，遅滞なく診療に関する事項を診
　療録に記載しなければならない。

図12　診断書の作成は医師の業務

類作成は医師事務作業補助者の仕事。医師は確認をすればよい」と勘違いしている人が大勢います。医師事務作業補助業務は,「医師の指示と承認のもとであれば,医師以外の職員が記載・作成することを認める」,つまり「医師が記載したものとみなす」というもので,本来,記載や作成を行うべき医師の「指示」「承認」が絶対条件になります[1]。この点は処方や検査のオーダもすべて同じです。医師事務作業補助の業務を行う際には,クラーク自らが上記をしっかりと認識し,医師や他の医療者のなかにはこの原則を認識していない者が大勢いるという実態を知って,自分を守るためにもしっかりと主張できる意思を持たなければなりません。

 ## 2. 電子カルテ入力のルールと書類作成代行の掟

医師以外の者が医師の仕事であるカルテ記載や書類記載,処方せん記載を行い,医師が行ったと「みなす」ためには厳格に守らなければならない絶対条件があります。

一つは「電子カルテのルールを守ること」,もう一つは「代行入力のルールを守ること」です。

電子カルテのルールはたくさんありますが,代行入力にあたって,とくに重要なことを列記します。

1）電子カルテのルール
① 代行入力者は絶対に自分のID・パスワードで入力すること。
　　医師の代行だからといって医師のIDやパスワードを使用することは医師事務作業補助者に限らず厳禁ですし,違法です。
　　医師の傍らについた場合で,医師がすぐそばでモニターで確認

できる状況を証明できるとしても，「入力する場合は入力する者のIDやパスワードで行う」という部分は絶対に守らなければなりません。もちろん代行入力でも医師のIDやパスワードを用いて電子カルテにアクセスすることは許されません。これは電子カルテのみならずオーダリングシステムでも同じです。

さて，多くの電子カルテには，入力後にログオフを忘れてその場を離れた場合，後から来た人がその端末を使おうとしてもモニターにロックがかかり使えなくなるというロック機能が付いています。ログオフを忘れたスタッフがその端末に戻ってきてロック解除を行って，あらためてログオフすればいいのですが，すでに遠く離れてしまった場合にはその端末の電源を落として再起動するしかありません。ロックした端末を見つけたとき，ログインしたままの医師やスタッフに連絡して「ロック解除をするのでパスワード教えて」と言ったり，逆に連絡を受けたときに「パスワード教えるからロック解除して」と言ってしまうことはないでしょうか？（**図13**）

端末をログインしたまま離席…
画面がロックされていて端末が使えない‥

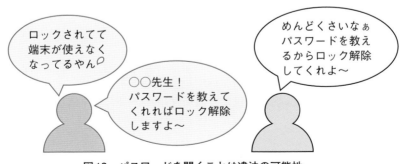

図13　パスワードを聞くことは違法の可能性

このような行為は，本来，パスワードでセキュリティを保って
いる電子システムを欺く行為として不正アクセス行為の禁止等
に関する法律（不正アクセス禁止法）に違反し，三年以下の懲
役または百万円以下の罰金の処罰対象になります。

パスワードを聞くことも自分のパスワードを教えて自分の代わ
りに操作させることも同じで，さらに実際には操作しなくても
「パスワードを聞くだけでも」法律に触れる行為になりますの
で十分注意してください。

② 自分の業務に関連しない患者のカルテは絶対に閲覧しないこ
と。

これはあたりまえの話ですが，「病院に知人が受診，入院」「芸
能人や有名人が入院」した場合，絶対にカルテを閲覧してはい
けません。たとえその内容を誰にも明かさなかったとしても罪
になります。医療情報を扱う電子カルテやオーダリングシステ
ムは「いつ誰がどの患者のどの情報を閲覧したか」が記録され
ており，患者本人の求めがあった場合にはこれを提出します
し，院内の監査や行政の監査でもこれを提示しなければなりま
せん。

もし業務に無関係な閲覧が判明した場合には，刑事罰になるば
かりではなく莫大な損害賠償を請求されてしまいます。実際に
閲覧を行って処罰されたという報道がいくつも見られます。

このほか，電子カルテの取り扱いにはさまざまな規則がありますの
で，今一度，自分の病院の電子カルテ運用マニュアルを確認してくだ
さい。

2）代行入力の掟

　前述したように，代行入力は事務職が入力した事項を「医師の記録」とみなすために必要な条件を厳守することで行えるようになった業務です。

　「医師の指示（依頼）によって代行入力を行うこと」そして「医師は代行入力された文を確認し自分の作成と承認すること」が絶対条件で，必要な場合はこれら2つの証拠を残すことが必要になります（図14）。

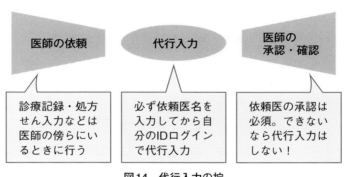

図14　代行入力の掟

① 　医師からの指示・依頼

　　基本的に医師記録の代行入力を行うのは医師の傍らにいるときです。医師の傍らにいるかどうかは電子カルテへのログイン記録（医師のログイン時間と同じになっているか）と業務日誌がその証拠になります。医師の指示で薬の処方を入力する場合も同様ですが，クリニカルパス※等で入院後の処方入力を医師の傍らでない場所で行う場合には，「クリニカルパスを使用する」などの指示の証拠となる入力が，医師自身のログインである必

要があります。

② 代行入力の実施

電子カルテのルールに従い，入力する本人のログイン，依頼医の入力が必須です。

そのうえで，「どの医師の代行をこれから行うのか」ということを入力（選択）してから代行入力を開始します。明示する依頼医名の入力ができない電子カルテでは，代行入力を行うことはできず，医師自身が入力しなければなりません。

電子カルテの診療記録の欄には必ず「指示医名」「入力者名（クラークの氏名）」「入力日時」「指示医の承認確定が終わっているかどうか」が表記されなければなりません（**図15**）。このようなしくみを持っていない電子カルテは残念ながら代行入力をしてはいけない電子カルテということになります。

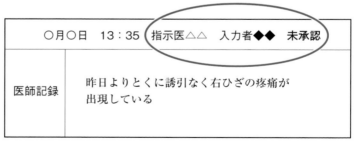

	○月○日　13：35　指示医△△　入力者◆◆　未承認
医師記録	昨日よりとくに誘引なく右ひざの疼痛が出現している

図15　代行モードで入力された記事には指示医名，入力者名，承認されたかまだかが表示される

※　クリニカルパス→ p79参照

③　医師の承認（確認）

電子カルテやオーダリングに備わっている代行入力承認（確定）機能で，依頼した医師が承認（確定）操作を行わなければなりません。この操作は指示医にしか行えません。同じ科の部長，院長などでも不可です。医師なら誰でもいいというものではありません。あくまでも代行入力を指示した医師が行わなければなりません。

当然，承認はできるだけ早急に行う必要があります。現場では承認される前に薬が処方されてしまったり，採血検査の針が刺されたりということは起きてしまいますが，患者の身体への侵襲の前に承認されて正式な記録やオーダになることが望ましいです。

もし，承認操作がなされないままでいると，代行入力した内容が「代行」とみなされず医師法違反に問われてしまうおそれがあります。したがって，なかなか承認してくれないことが常習化している医師については，代行入力者自身を守るためにも，もはやその医師の代行入力はできないということをきちんと主張しなければなりません。

3. 代行入力の落とし穴

1）問診は行えない

問診は非侵襲的な行為ですが，触診（体にさわる），聴診（聴診器で肺や心臓の音を聴く）などと同様に，患者の診断を行ううえで重要な医行為（医師免許を持った者にしか行えない）です。過去に，断食道場で身体状況聴取を行った行為が医師法違反として有罪になった事

例や湯治客の健康状態などを把握する湯長制度が「問診行為」にあたるとして廃止となった事例などもあります。

医師以外が行うことができるのは，医師の「問診前」のチェック形式などでの「情報収集行為」です。これも看護師免許を持つものが行う場合と医療資格を持たないクラークが行う場合では，問診行為とみなされないために行う具体的な方法が異なり，その方法も通知されています。クラークが行う場合には以下の条件を厳守しないと医師法違反となる可能性がありますので注意が必要です（**図16，表1**）。自院の業務マニュアル，業務フローが適法かしっかりと見直してください。

●医師の問診前の情報収集

●病歴聴取，バイタルサイン測定，服薬状況の確認，リスク因子のチェック，検査結果の確認を行い

→ 知識・技能を有する看護師が行ってよい

●医療機関の定めた定型的な問診票などを用いて病歴や症状を聴取

→ 十分な研修を行った後，職種にかかわらず行ってよい（事務職は研修を行い必要な知識を備えること）

図16　医師問診前の情報収集のしかた（文献2をもとに作成）

① 医療機関が定めた定型の問診表（一問一答形式など）を用いること
② 研修を行い必要な知識をつけること

また，以下の点にも注意が必要です。

③　あくまで「医師の問診前」の情報収集なので，クラークの情報
　収集の後には必ず医師の問診があること

　上記が大前提です。クラークが収集した情報だけで，医師が問診する前にX線検査や血液検査に回してはいけません。この点は医師にも看護師にもきちんと理解してもらわなくてはなりません。忙しい外来であっても医師は，診察室前の待ち合いで顔をあわせ，情報収集の内容を直接聴いてからX線検査に行ってもらうなどの運用が必要です。

　また，情報収集のことを絶対に「問診」と呼んではいけません。問診票を使った「情報収集」です。

表1　現行制度のもとで医師から他の医療関係職種へのタスク・シフト / シェアが可能な業務の具体例

1) 看護師

②事前に取り決めたプロトコール（※）に基づく薬剤の投与，採血・検査の実施

　　看護師は，診療の補助として医行為を行う場合，医師の指示の下に行う必要があるが，実施するに当たって高度かつ専門的な知識及び技能までは要しない薬剤の投与，採血・検査については，特定行為研修を修了した看護師に限らず，医師が包括的指示（看護師が患者の状態に応じて柔軟に対応できるよう，医師が，患者の病態の変化を予測し，その範囲内で看護師が実施すべき行為について一括して出す指示）を用いることで看護師はその指示の範囲内で患者の状態に応じて柔軟な対応を行うことも可能である。

③救急外来における医師の事前の指示や事前に取り決めたプロトコールに基づく採血・検査の実施

　　救急外来においては，看護師が医師の事前の指示の下で採血・検査を実施し，医師が診察する際には，検査結果等の重要な情報を揃えておくことにより，医師が救急外来の患者に対しより迅速に対応することが可能になると考えられる。

⑦診察前の情報収集

　　病歴聴取，バイタルサイン測定，服薬状況の確認，リスク因子のチェック（必要に応じてチェックシート等を活用），検査結果の確認等の診察前の情報収集については，必ずしも医師が行う必要はなく，知識及び技能を有する看護師が，医師との適切な連携の下で，医師による診察前に，こうした情報収集を行い，診察を行う医師にその結果を報告することは，医師の診察に係る負担軽減にも資すると考えられる。（看護師が報告した結果に基づく病状等の診断については，医師が行う必要がある。）また，患者が休日や夜間に診療を求めて救急に来院した場合，事前に医師との連携の下で診療の優先順位の決定（トリアージ）に係る具体的な対応方針を整備しておくことにより，看護師が，当該対応方針に基づき，病歴聴取，バイタルサイン測定等の結果を踏まえて，診療の優先順位の判断を行うことも可能である。

3) 薬剤師

①周術期における薬学的管理等

　　周術期における薬剤管理等の薬剤に関連する業務として，以下に掲げる業務については，薬剤師を積極的に活用することが考えられる。

　　ア　手術前における，患者の服用中の薬剤，アレルギー歴及び副作用歴等の確認，術前中止薬の患者への説明，医師・薬剤師等により事前に取り決めたプロトコールに基づく術中使用薬剤の処方オーダーの代行入力（※），医師による処方後の払出し

イ　手術中における，麻酔薬等の投与量のダブルチェック，鎮痛薬等の調製
　　ウ　手術後における，患者の状態を踏まえた鎮痛薬等の投与量・投与期間の提案，術前中止薬の再開の確認等の周術期の薬学的管理

4)　診療放射線技師
①撮影部位の確認・検査オーダーの代行入力等
　　放射線検査について，診療放射線技師が，医師の事前の具体的指示に基づき，撮影部位を確認して検査オーダーを代行入力すること及び追加撮影が必要となった場合に追加撮影のための検査オーダーを代行入力することは可能である。
⑥放射線検査等に関する説明，同意書の受領
　　放射線検査等（一般撮影検査，CT検査，MRI検査，核医学検査，超音波検査）の実施に当たっては，放射線検査等の目的や必要性，具体的な手法，放射線被曝，造影剤の副作用，安全性について，患者に適切に説明した上で，必要に応じて同意書を受領する必要があるが，こうした説明や同意書の受領については，必ずしも医師が行う必要はなく，放射線検査等に関する専門的な知識や技能を有する診療放射線技師を積極的に活用することが考えられる。

5)　臨床検査技師
⑧輸血に関する定型的な事項や補足的な説明と同意書の受領
　　輸血の実施に当たっては，輸血の必要性や輸血を行わない場合の危険性，輸血後の副作用等のリスク等について，患者に適切に説明した上で，同意書を受領する必要があるが，こうした輸血に関する説明と同意書の受領については，必ずしも医師がすべて行う必要はなく，輸血関連業務等に関する専門的な知識を有する臨床検査技師を積極的に活用することが考えられる。

7)　理学療法士，8)　作業療法士，9)　言語療法士
リハビリテーションに関する各種書類の記載・説明・書類交付
　　リハビリテーションに関する各種書類については，作成責任は医師が負うこととされているものについても，医師が最終的に確認又は署名（電子署名を含む。）することを条件に，理学療法士が書類を記載することや，当該書類について患者等への説明や交付を行うことは可能である。

10)　視能訓練士
　　検査結果の報告書については，作成責任は医師が負うこととされているが，医師が最終的に確認または署名（電子署名を含む。）することを条件に，視能訓練士が書類

（次ページへ続く）

を作成することは可能である。

12）　救急救命士
②救急外来等での診療経過の記録
　　救急外来等での診療録について，作成責任は医師が負うこととされているが，医師
　が最終的に確認し署名（電子署名を含む。）することを条件に，救急救命士が記載を
　代行することは可能である。

13）　その他職種にかかわらずタスク・シフト/シェアを進めることが可能な業務
以下に掲げる業務については，必ずしも医師が行う必要はなく，看護師その他の医療
関係職種のほか，医師事務作業補助者（「医師の指示で事務作業の補助を行う事務に
従事する者」をいう。）等の事務職員が行うことも可能である。業務を行う上で求めら
れる専門性の程度や医療機関内の体制等に応じて，適切に役割分担を行う必要がある。
なお，医師事務作業補助者等の事務職員が行う場合，院内の研修等により，必要な知
識を備えることが望ましい。

①診療録等の代行入力（電子カルテへの医療記録の代行入力，臨床写真など画像の取
　り込み，カンファレンス記録や回診記録の記載，手術記録の記載，各種サマリーの
　修正，各種検査オーダーの代行入力）
②各種書類の記載（医師が最終的に確認または署名〈電子署名を含む。〉することを条
　件に，損保会社等に提出する診断書，介護保険主治医意見書等の書類，紹介状の返
　書，診療報酬等の算定に係る書類等を記載する業務）
③医師が診察をする前に，医療機関の定めた定型の問診票等を用いて，診察する医師
　以外の者が患者の病歴や症状などを聴取する業務
④日常的に行われる検査に関する定型的な説明，同意書の受領（日常的に行われる検
　査について，医療機関の定めた定型的な説明を行う，又は説明の動画を閲覧しても
　らった上で，患者又はその家族から検査への同意書を受領）
⑤入院時のオリエンテーション（医師等から入院に関する医学的な説明を受けた後の
　患者又はその家族等に対し，療養上の規則等の入院時の案内を行い，入院誓約書等
　の同意書を受領）
⑥院内での患者移送・誘導
⑦症例実績や各種臨床データの整理，研究申請書の準備，カンファレンスの準備，医
　師の当直表の作成等の業務

（文献2より抜粋）

2）診断書や証明書の作成はあくまでカルテ内容にあることを記載する

　書類作成は医師が傍らにいないときに行うことが多い業務ですが，やはり法律上は医師しか行えない業務になっている部分でもあります。クラークが代行作成したものを医師が作成したとみなすためには，作成後の承認以外に，作成に際して注意しなければならない事項がいくつかあります。

　保険会社に提出する入院証明書や公的機関に提出する診断書類は大きな額のお金にも直結するものなので，緊張感を持って作成する必要があります。

① 　あくまでカルテに書かれた内容にもとづいて作成すること

② 　自分で症状や経過の問い合わせをしない

　　書類作成の際，発症時期や事故原因，症状などカルテ記載がない項目があった場合，事務職が患者に単独で聴取して記入作成してはなりません。カルテにないこと（＝医師が確認していないこと）は書類にはできません。不足する部分については患者に再診をしてもらい，診察室で必要な事項を医師に確認してもらいつつ，カルテの正式な記録として受け取ってから作成する必要があります。

③ 　「経過」「受傷原因」の欄に長文で書きすぎない

　　入院日や手術名など他に記載欄がある場合，「経過」の欄であえて繰り返し日時や手術名を記載する必要はありません。また，受傷原因の欄でも「自宅で布団を干そうとして持ち上げたときに手をついて転倒し…」などと詳細に書きすぎないよう注意が必要です。この場合は「転倒」で十分です。

　　同じ記載を2カ所にしたり詳細に書きすぎたために，他の書類

などと比較してほんの小さなことでも記載の差があった場合は，かえって疑義照会を招いたりしてトラブルのもととなります。

保険会社からの書類や通勤・仕事中の傷病に関するものなどでは，病院に提出される診断書用紙以外に，患者自らが書く事情提出書などもあります。

3）クラークはプロトコールやクリニカルパスの選択は行えない

クラークは医師の指示があれば患者に対してセット化されたオーダを入力することは行えますが，そのセットを選択することはできません。

「膝が痛いという初診の患者には，この検査を」というプロトコールを作り，医師の直接指示を経ずに検査オーダを行うことは，特定行為研修を行った看護師が救急診療にのみ許可されている行為で，プロトコールがあったとしても，当然，事務職は行えません。また，入院時のさまざまな検査や薬のオーダがセット化されたクリニカルパスについても，医師から「○○のパスを使用する」という指示が必要です。「膝の人工関節手術で入院する患者さんだから膝のクリニカルパス適用を入力しよう」と勝手に判断してはいけないのです。具体的にはカルテ記事の部分，あるいは医師からの指示の部分に，「○○のパスを使用する」という文章があることが必要です。

また，同じ手術に対するクリニカルパスが体重別あるいは年齢別に複数ある場合（例：「人工膝膝関節手術パス（70歳未満用）」と「人工膝関節手術パス（70歳以上用）など）には，その選択も医師がきちんと伝える必要があります。患者情報や数値情報をもって客観的に選択できると思われる場合でも事務職が選択してはいけません。

65歳の患者に対し医師の判断で70歳以上用のパスを使うことはし

ばしばあります。

4) 全職種で進めるべき代行入力体制

　電子カルテの代行入力…というと，クラークとくに医師事務作業補助加算算定対象者の専属業務と思われがちで，医師から入力依頼があったらすべてクラークへ，という体制をよく見かけますが，その運用は必ずしも正しくありません。

【ケース1】（図17）

　病棟で患者の血圧が高くなって，担当の看護師が主治医に電話で連絡をしました。その電話で医師は看護師にAという飲み薬とその量を指示しました。看護師は病棟にいるクラークに「Aという薬を出すように言われたので，入力してね」と言います。

　これは，はたして正しい流れでしょうか？

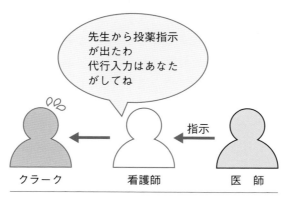

伝言ゲームは伝達ミスのリスクがある！

図17　医師の指示を受けた看護師がクラークに入力させるのは適切ではない

【ケース2】

　外来で右膝のX線検査を行うことになった患者に，診察室からの入力は誤って左膝になっていました。撮影室の診療放射線技師から「患者さんは右の膝って言ってますけど」と外来に連絡。この場合，診察室の電子カルテで次の患者を診ていた医師は，カルテ画面を一旦変更して，左膝X線オーダの取り消しや右膝の追加入力を行わなければいけないのでしょうか？

　ケース1では伝言による薬や検査，指示の間違いは非常に大きな危険があり避けなければなりません。この場合は指示を直接受けた看護師が代行入力を行うべきです。国家資格を持っている看護師は，クラークが行っていることのすべてを行うことができます。看護師は専門の業務がありますので代行入力が主たる業務になってはいけませんが，看護師が代行入力してはいけないわけではありません。時と場合を考えて看護師が行うべき場面もあります。「看護師は代行入力を一切しません＋できません」という無益で意固地で危険なしきたりが，もしあなたの病院に残っているならしっかりと見直すべきです。
　ケース2の場合も診療放射線技師が撮影室にある電子カルテで訂正入力をすれば，スムーズな診療の流れは守られます（**図18**）。

　医師以外の医療職の代行入力について，厚生労働省は図16，18，表1に示したような具体的な事例通知（医政発0930第16号『現行制度の下での実施可能な範囲におけるタスク・シフト／シェアの推進について』〈2021年9月30日〉）を出しています。
　注意しなければならないのは，各職種ごとに行える業務が異なるという点です。事務職には法律の制限上，行えないことが多々あるので，この表を見て，「この業務が行えるのはどの職種なのか」という

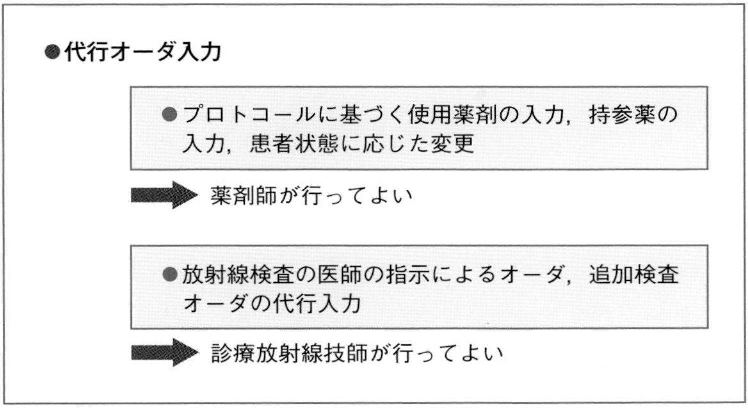

図18　医師事務作業補助者以外の医療関係職の代行入力
（文献2をもとに作成）

点も事務職はしっかりと理解しておく必要があります。現場医療での
電子カルテの代行入力体制は法令と通知をしっかり熟知したうえで，
それまでの慣例やならわしに縛られずに，安全性とスタッフ配置の現
状をみて，病院全体としてしっかり検討されなければなりません。

文　献

1)　今田光一：医師事務作業補助体制の効果と適正な運用法．臨牀整形外科
58（1）：49-54, 2023.
2)　厚生労働省：医政発0930第16号「現行制度の下での実施可能な範囲に
おけるタスク・シフト／シェアの推進について〈2021年9月30日〉」(2023
年5月閲覧)

復習テスト

Q 電子カルテの運用について適切なものには○，不適切なものには×を付け，×の場合にはその理由を答えなさい。

① 病院の図書室に閲覧専用の電子カルテ端末があるが，入力することがないのであれば，IDやパスワードは閲覧用のもの（皆に共通のもの）を使用してもよい。

② 患者の診療内容ではなく，保険や生年月日を確認するだけなので，窓口で他のスタッフが開いている電子カルテ画面をそのまま席を代わってもらい見せてもらった。

③ 電子カルテの代行入力で承認してもらう医師を変更する場合には，各所属長の承認が必要である。

④ いつも薬を出してもらっている勤務先病院の医師が忙しそうだったので，代行入力として自分の症状を入力し，いつもの処方を入力した。医師には後で承認してもらった。

⑤ 初診の患者に一問一答式の問診表を渡し，回答してもらったことを記入して医師に渡したところ，膝関節二方向のX線検査の指示を受けたので，そのオーダを入力した。

⑥ 人工膝関節の手術予定で入院した患者に，人工膝関節手術クリニカルパスの登録を指示された。患者が68歳だったので「70歳以上用」「70歳未満用」の2種類のパスのうち「70歳未満用」を選択しようと思ったが，どちらを使うかは聞いていなかったので，一応医師に確認してから入力した。

⑦ 保険会社に提出する入院証明書について，カルテには受傷日

44

が1月1日になっていたのでそのように記載して発行した。ところが，「確認したところ受傷日は12月28日の間違いだったので，入院証明書の受傷日も直してほしい」と患者から電話連絡があった。クラークの上司に相談し，12月28日に変更して再発行した。

⑧　病棟の看護師から「入院中の患者が頭痛薬を欲しがっていて，主治医からセデスを出すように言われた。看護師は代行入力できないので，クラークで入力してほしい」と連絡がきたので，その主治医を指示医とした代行入力モードで入力した。

⑨　交通事故の患者が入院し，保険会社からの問い合わせで，提出した証明書に関連して事故の状況を詳細に教えてほしいと言われたので，カルテに記載されていた初診時のところを電話口で読み上げた。

⑩　勤務先病院の電子カルテには代行入力承認の機能がない。院内で協議し，「医師のIDとパスワード聞いて記事の入力や薬の処方を行い，カルテ記事のところに本日の代行入力者○○と記載し，代行入力であることがわかるようにする」という業務マニュアルを作成して院長の許可を得た。

....

【解　　答】

①　×

　たとえ閲覧専用の端末であっても，医療情報システムを利用する際には各個人のIDとパスワードの入力が必須です。共同で使用するパスワードの設定や利用は不正使用になりますので注意が必要です。

②　×

　カルテ画面でなくても閲覧する場合には必ず自分のIDとパスワー

ドの入力が必要です。

③ ×

代行入力は指示した医師をあらかじめ指定したうえで行う作業です。指示医以外の確認，承認はたとえ部長でも院長でも不可です。

④ ×

違法行為の可能性があります。処方や検査オーダはあくまでも医師の指示のうえで行います。代行入力者の独自の判断でその内容を決めて入力した場合は，いくら後で医師が承認したとしても医師法違反に問われる可能性があります。

⑤ ×

事務職の情報収集行為（問診表を使った情報収取）はあくまでも医師の問診前の業務であって，医師の問診を挟まずに検査の指示をもらうことはできません。たとえ短い時間でも必ず医師との対面を経てから検査にまわす必要があります。この点は医師側にも周知してもらう必要があります。

⑥ ○

ある手術や検査に対して，クリニカルパスが体重別や年齢別など複数作成されている場合があります。たとえ客観的に選択できる場合であっても，事務職がその選択を行ってはいけません。医師による選択が必要です。患者の病状や体調によっては70歳未満であっても70歳以上用のパスを選択すべき場合もあります。医師記録に「70歳以上用のパスを使用する」などの，クリニカルパスをきちんと特定する旨の入力や指示をしてもらう必要があります。

⑦ ×

あくまで書類はカルテ記載内容に準じて記載しなければなりません。訂正がある場合には患者に再診してもらい，医師に直接訂正する旨を伝え，カルテの修正をしてもらってからそれに準じて入院証明

書を修正するべきです。その場合でも過去の記事を修正するのではなく，再診日のカルテに「1月1日の受診ではなく12月28日の受診であったと本人より申告」などと記載したほうが良いでしょう。

⑧　✕

医師の傍らにいない場面であること，医師からの直接連絡ではない業務という点で，この行為は医師事務作業補助者の業務範囲からみても安全管理の面からみても不適切です。また，クラークができること（代行入力）は国家資格者である看護師は当然行えるので，必要時は看護師も代行入力が行えるように院内の業務を再考すべきです。このことは，看護部や薬剤部，医療安全担当者ともきちんと協議する必要があります。

⑨　✕

交通事故や第三者行為などは複雑な利害関係も絡むので，電話で安易に対応すべきではありません。そもそも本当に保険会社からの電話なのかも不明です。文面での問い合わせを送付してもらうべきでしょう。

⑩　✕

電子カルテに代行入力承認機能がない場合，残念ながら代行入力は行えません。いくら院内でマニュアルを作ったとしても不適切なマニュアルは無効です。また，法律上，絶対に自分のIDとパスワード以外で電子カルテにアクセスしてはいけません。「すぐ横に医師がいるから」「外来には一つしか端末がないから」と事情があっても駄目です。

代行入力を行った場合，電子カルテの記事やオーダ欄には，それぞれに「指示医名」「入力者名」「入力日時」「指示医の承認状態が確定か未承認か」が明示されている必要があります（図15参照）。

3. 電子カルテと個人情報の保護

Chapter 3

1. アクセス権限

電子カルテはご存じのとおり個人情報の塊です。

ログインしてカルテを開いたときから患者の個人情報が一斉に現れます。

紙カルテ時代には，カルテのある場所に行ってカルテを開かなければ見ることができなかった情報が，ワンクリックで閲覧できてしまいます。

診療にあたらないまったく別の部署の事務職員は，担当医のように毎日の体温のグラフや診療記事，検査結果などを見る必要はありません。そこで電子カルテでは，各職種ごとに閲覧や入力ができる項目を制限する設定ができるようになっています（**図19**）。

	病　　名	基本情報	記事入力	薬　剤オーダ	検　査オーダ	画　像レポート	手術申込	…
医師A	○	○	○	○	○	△	○	
研修医	○	○	○	○	○	△	○	
看護師	△	○	○	△●	△●	×▲	△●	
一般事務A	△●	○	×	×	×	×	△	
診療情報管理士	△	△	△	△	△	△	△	
医師事務作業補助者	△●	△	△●	△●	△●	×	△●	

図19　電子カルテの職種毎アクセス権限一覧表の例

　一方，医師の代行入力を行うクラークは医師と同じ情報にアクセスすることができるようになっています。そのため，その内容についてはうかつに漏らすことのないよう，他の職種よりも厳格に各自が気をつけなければなりません。以下の行為はすべて違法行為となる可能性が高いものです。

● 医師の指示がないのに，いつも一緒に仕事をしている医師を指示医として患者カルテを閲覧した
● 近所の知り合いが入院したので，いつ頃退院になるかを見るためにカルテを閲覧した
● 同僚のクラークがインフルエンザで入院し診断書を書いてもらったと聞いた。業務配置を決める必要があるため，いつから復職できるのかを電子カルテに保存された文書で確認した
● 自分の薬を処方してもらいたかったので，医師に連絡してその医師の代行入力として自分のカルテを開いて症状を入力し，薬を代行入力し，後で医師の承認をもらった
● 芸能人が入院してきたのでカルテを見てしまった。誰にも内容は伝えないつもりだ

　代行の形態をとってさえいればよいというわけではありません。医師の許可さえもらえば閲覧してよいわけでもありません。上記はすべて違法となる可能性があります。いつも電子カルテを使っていると感覚が麻痺してしまい，グレー／ブラックの操作を侵しそうになることがあるかもしれませんので十分注意が必要です。
　電子カルテなど患者情報を扱う端末に最低限備わっていなければならない機能として，「全ての情報ごとにアクセス制御が設定でき＋アクセスログ（閲覧／入力／修正記録）が記録され，その記録が公開で

きること」という規則があります（医療情報システムの安全管理に関するガイドライン）。

　つまり，「電子カルテを閲覧した職員と閲覧日時のリスト」は洗いざらい提出しなければならないということです（図20）。ほんの出来心でチラッと覗いてしまったでは許されません。「自分の仕事に不必要なものは閲覧しない」という意識を絶えず持っておく必要があります。

患者情報を扱う端末に最低限備わっていなくてはならないこと

すべての情報ごとにアクセス制御が設定でき
＋アクセスログ（閲覧／入力／修正記録）
が記録され，その記録が**公開できること**

患者からあるいは監査で公開を請求された際には，アクセスログを渡す必要がある。

図20　閲覧ログが公開できることは患者情報を扱う端末の条件

では，以下の場合はどうなのでしょうか？

【例1】

「カンファレンスで電子カルテ端末を操作する係だったのですが，みんなで検討する患者さんのカルテを私のログインで開き，大きなモニターでその画面を映して確認しながら治療方法を検討していました。私自身はその患者さんを担当したことはありません」

→もちろんこれは問題ありません。クラークがそこで検討会のためにログインしていたことは組織として説明弁明できますし，対象となった患者や家族も十分納得できる閲覧です。

【例2】

代行入力の際に記載の方法を迷った事例があり，スタッフから質問を受けた。実際に他のスタッフがどのように入力したのかを知りたかったが，クラーク単独では診療録が閲覧できない設定になっていたため，いつもついている医師の代行入力に設定してカルテを確認した。

→これはどうでしょう？　医療業務改善のために閲覧させてもらったという部分は問題ないでしょう。しかし，医師の傍らにいない状態で医師の指示なく代行モードにしたというのは問題です。この場合には，医師の代行入力を行うクラークが代行モードにしなくても診療録の閲覧が行えるような権限設定とするようにシステム管理部門や病院の幹部会議などで提案して変更してもらうという手続きが必要です。代行モードは代行できる条件（医師の指示・依頼でカルテを入力する）が揃わないと使用してはいけません。

「いま自分が閲覧している行為は患者さんや家族の納得を得られる行為か？　職場で弁明できる行為か？　今の代行モードでの閲覧は医師の事務作業の代行としての正当な代行モードか？」をつねに考えて電子カルテに携わる必要があります。

2. 二要素認証

　インターネットショッピングなどの画面でも，会員ログインするためには，IDとパスワードを打ち込む以外に，追加の認証手段を求められることがよくあります。たとえば，秘密の質問の答や誕生日の入力などは皆さんもよく経験することでしょう。このように2つの段階を経て本人確認を行うものを「二段階認証」といいます。

　一方，電子カルテでは「二要素認証」という方法が求められており，令和9年には，すべてこの「二要素認証」でログインするようにとガイドラインに記載されています。二要素というのは知識要素，所有要素，生体要素のうち，いずれか2つの要素を使った認証のことです。

●知識要素：その人が知っている情報。ID・パスワード，PINコード，
　　　　　　秘密の質問など
●所有要素：その人が持っているものに付随する情報。携帯電話やス
　　　　　　マートフォンを使ったSMS認証やアプリ認証，ICカー
　　　　　　ド，ワンタイムパスワードなど
●生体要素：その人の身体的な情報。指紋，顔，虹彩（目の膜），声紋，
　　　　　　静脈，位置情報

　IDやパスワードの後の秘密の質問の場合はすべて知識要素になってしまうので，「二段階認証」ではあっても「二要素認証」とは言えず，このパターンで電子カルテにログインできるようにすることはガイドラインに合致しません。

　指紋認証は一時広まりましたが，指の乾き具合や手袋を外した後などには反応しにくく，現在ではICカードを用いているところが多い

ようです。最近では顔認証がスマートフォンのログインや建物の入口
などで活用されるようになってきました。

 ## 3. 医療機関での個人情報取り扱いの実際

　患者に関する病状や個人の家族環境，勤務先などは重要な個人情報
であり，一旦知り得た内容は絶対に口外してはいけません。たとえ家
族や恋人であってもです。医療機関ではスムーズな退院を図るため，
患者の人間関係にまで考慮した支援やケアを行うことは珍しくなく，
病状以外に多くの情報を医療チームで共有します。しかし，一旦職場
を出れば完全に秘匿としなければなりません。「チーム内では情報共
有。チーム外では完全秘匿」が医療機関スタッフの鉄の掟です。
　職場の皆で食事会や宴会をする場合，上司の愚痴を酒の肴にするの
は良しとしても，患者のことについては触れないという癖や文化をき
ちんと理解するよう努めてください。

1）紙を放置しない

　電子カルテでは患者の氏名が入った印刷物が大量に出てきます。そ
の中には，パソコン画面で確認できるが利便性のためにわざわざ印刷
してしまうもの（外来患者一覧，ワークシート，空きベッド表，カン
ファレンスなど），電子カルテから排出してしまうもの，再発行した
ために要らなくなったものなど，いろいろなものがあります。電子カ
ルテが日本で一般的に使われるようになってから20年ほどが経過し
ますが，四千年の紙の文化にはまだまだかなわず，多くのスタッフが
紙の用紙を手に持ちたがります。患者情報が記載された紙は，普通の
燃えるゴミとして捨てると，どこかで情報が漏出してしまう可能性が

あるので，シュレッダーや個人情報書類専用のボックスなどで廃棄しなければなりません。これらへの配慮はスタッフ個々の職業意識を高めることにつながります。また，組織としてきちんと必要な備品が揃っているかに目を向けることも重要です。電子カルテの近くにあるプリンターまわりや部署内に，患者情報が放置されていないかを絶えず注意してください。

2）個人情報が入った媒体（USB, DVD, 紙媒体）の取り扱いの注意

患者情報が入った症例リストの紙や画像DVD，USB，患者の外見を撮影したデジタルカメラの受け渡しは必ず手渡しで行います。受け取る側が不在だったため机の上に置きっぱなしとしてしまい，結果，受けとる側は受け取れていないというインシデントが散見されますが，これも立派な個人情報紛失事例であり，実際に報道などで公表されている例もあります。

忘年会のお知らせ用紙と同様に扱ってはいけません。医局に届けても頼んだ医師が不在だった場合は机に置きっぱなしにせず，用件と連絡先を書き置いて，あらためて直接手渡す機会を設けるべきです。

相手の手に届くまでは，渡す側に管理責任があります。

3）患者情報の入ったデータを電子カルテ端末以外で扱う場合には最大限の注意を要する

電子カルテ端末以外で紹介状や文書の作成，患者情報の加工をすることは望ましくないのですが，そのような状況がある場合には，つねにパソコンを性悪論で考える必要があります。

以下のうち一つでも不明な場合は，そのパソコンで患者情報が入ったデータの扱いを控えるべきです。

●インターネットの接続状況

接続している場合には，インターネットのルーターにウイルス対策の機能や接続できるインターネット先を制限管理できる機能を備えているかの確認が必要です。ウイルス対策の機能が入っていたとしても，きちんとバージョンアップをしていなければ，なんの役にも立ちません。

●アンチウイルスソフトが入っているか

入っている場合でも自動アップデートなどでつねに最新のデータに更新されているかの確認が必要です。

● OS がきちんとバージョンアップされているか

OS はセキュリティの脆弱性に対し頻回に更新プログラムをアップデートしています。自動的に更新するよう設定すべきです。

●既定のアプリケーション以外のものが入っていないか

患者情報を扱う端末では，勝手にアプリケーションをインストールしたりしないよう徹底してください。

●デスクトップに患者情報が入ったデータがコピー配置されていないか

●そのパソコンはログイン者ごとに起動 ID・パスワードを設定しているか

患者情報を扱うパソコンは，端末の起動 ID・パスワードを共有するのではなく，その端末を使用する可能性のあるメンバーをすべて登録し，おのおのに起動 ID・パスワードを設定すべきです。

●患者情報が入ったデータファイルにパスワードをかけているか

エクセルやワードなどのファイルではパスワードをかけておくことが必要です。院内 LAN などで複数の端末が接続され共有フォルダなどを設定している場合には，そのフォルダ自体にアクセスできるユーザーを制限できます。

基本的には電子カルテ以外で患者情報を扱ってはいけません。患者情報を扱う場合には電子カルテと同様に、『医療情報システムの安全管理に関するガイドライン』に沿った運用と機能が求められます。

4）外部からの問い合わせへの対応

患者の病名や状態，患者の連絡先などについて，家族，警察，学校，勤務先などから問い合わせがくることは少なくありません。

まず，病名や状態については医師以外の者が答えてはなりません。医師から「このように答えておいて」と言われても，それを受けてはいけません。医師においても簡単に即答することはせず，もし警察や学校であれば一旦電話を切ってこちらからかけ直すなど，相手が確実に警察や学校であることを確認することが求められます。患者の連絡先については重大な個人情報になりますので，絶対に教えてはなりません。

クラークの場合は，発行した診断書の内容についての問い合わせが患者本人，もしくは保険会社からくる場合があります。前述したように，クラークはあくまでカルテに記載されている内容にもとづいて診断書を作成しますので，その内容を修正するために単独で患者に連絡して尋ねたり，保険会社と交渉したりしてはいけません。医師が再度患者と面談のうえ，修正した記録を診察にもとづいてカルテ記載するための再診を調整するなどの方策が適切です。「医師抜きで診察行為を行った」ととられないようにすべきです。

5）個人情報漏えい時の届出義務

個人データの漏えい等が発生し，個人の権利利益を害するおそれがあるときは，個人情報保護委員会（内閣府外局）への報告，および本人への通知が必要となっています。「漏えい等」の中には医療機関の

　USB メモリー紛失なども含まれており，記録されている件数にかかわらず報告しなければなりません。また基本的にこのような事案が発生したときには公表しなければなりません。

Q　電子カルテの運用について適切なものには〇，適切でないものには×を付け，×の場合にはその理由を答えなさい。

① 知り合いの家族が入院し，知り合いから「どのような薬を使ったのか教えてほしい」と言われた。家族に対する情報提供は問題がないので，カルテに記載されている点滴の薬剤名を知人に知らせた。

② 自分（クラーク）自身が入院した。職場の知り合いにカルテを見られていないか心配だったので，病院の事務に申請して，自分の電子カルテを閲覧したスタッフの閲覧記録を見せてもらった。

③ 電子カルテのログイン方法が変更された。自分の ID とパスワードを入力し，さらに ID カードを読み取るリーダーにかざしてログインすることとなった。指紋認証や静脈認証がないため二要素認証とは言えない。

④ 電子カルテのログイン方法が変更された。自分の ID とパスワードを入力し，さらに「ペットの名前」など秘密の質問を追加回答してログインすることとなった。この方法では二要素認証と言えない。

⑤ 患者の情報が入った USB メモリーを紛失した。このメモリーにはパスワードロックがかかっていて容易に開けないので，とくに届け出は行わなかった。

⑥ 患者から理不尽なことで暴言を受けたのだが，上司もきちん

と対応してくれなかったので，そのことを SNS にアップした。個人情報に留意し患者の特定ができないように氏名や年齢などは明かしていないので問題はない。

⑦ 患者情報も扱っている職場の PC はインターネットにも接続しているが，アンチウイルスソフトがインストールされており，自動で最新のものにアップデートするので，ウイルス感染の心配はない。

⑧ カンファレンスで電子カルテを操作する担当になったので，自分のログインで患者画面を出すことになった。しかし自分が担当していない患者のカルテを自分のログインで見ることになってしまい，閲覧記録などを見たときに患者からクレームを受けないか心配もあったので，その患者のカルテにアクセスするログインは担当のクラークに代わってもらった。

⑨ 自身が勤務する病院の内科にかかっている。不眠症なので睡眠導入剤をいつも処方してもらっているが薬が切れてしまった。担当医が不在であったので電話で処方をもらう許可を取り，その医師を指示医にして代行入力モードで自分の薬を処方入力し，翌日担当医が出勤したときに代行承認してもらうこととした。

⑩ 電子カルテのプリンターから印刷された紙が丸1日放置されている。患者氏名などが記されていたので個人情報保護の観点からリスクがあると考え，シュレッダーで破棄した。

....

【解　答】

① ×

たとえ家族でもカルテの情報を提供してはなりません。医師に直接

面談のうえ聞いてもらうか，カルテ開示請求をしてもらう方法で対応してください。自分がクラークをしているからこそ知り得る情報というのは，他に漏らしてはいけない情報なのだと肝に銘じるべきです。

② ○

電子カルテは閲覧ログが記録され，必要時に開示できることが条件になっています。「要望があった場合には，あなたのカルテへの閲覧記録を開示します」と明文化している病院も多く，そのことは病院職員の閲覧ルール順守にも役に立っています。

③ ×

二要素認証は，「知識要素」「所有要素」「生体認証」のうち2種類を満たすもので，この例では「知識要素」と「所有要素」の2つが満たされているので二要素認証として問題はありません。

④ ○

ID・パスワード，秘密の質問，ともに「知識要素」であるので二要素認証とは言えません。このような入力はネットショッピングなどで見られ「二段階認証」と呼ばれますが，医療情報システムのパスワードとしては不十分です。

⑤ ×

患者の診療情報は個人情報のなかでもとくに注意しなければならない「要配慮個人情報」に位置づけられています。たとえ他に漏えいしたかが判明しなくても「滅失」として「漏えい等」の定義に含まれており，国の個人情報委員会への報告，本人への報告，公表などが必要で，損害賠償に問われる場合もあります。

⑥ ×

不特定多数が閲覧するSNSに患者に関連する事象を掲載するのは絶対に行ってはいけません。医療機関に勤務する者の掟です。

⑦ ×

アンチウイルスソフトは，すでに正体がわかっているウイルスの侵入を防ぐものであり，新しい未知のウイルスには効果がありません。過信は禁物です。病院内の場合は外部インターネット回線との間のルーターにも UTM（Unified Threat Management：アンチウイルスソフト以外の複数の方法を組み合わせたもの。ファイアウォール，Web〈URL〉フィルタリング，不正侵入検知システム，不正侵入防御システムなど）を設置するなどの対策が必要かもしれません。

⑧　×

病院業務の正当な理由でのアクセスであり，多くのスタッフも業務上の正当な操作であることを証明できるので心配はいりません。

⑨　×

診療録・オーダの代行入力は「医師の手足」としての業務であり，医師の傍らにいないうえ，出勤していない状態での代行入力はありえません。代行入力は「医師が行ったとみなせる」ための条件を満たしたうえで行う業務であって，いくら電話で確認したとしても，医師が認めたとしても，完全に不正な行為です。この問いの事例では，無診察処方（医師の審査がないのに薬を処方する行為）にもなってしまうという点でも違法性が高いと言えます。出勤している他の医師に受診をお願いして処方してもらうべきでしょう。

⑩　○

医局など病棟以外で入院患者のオーダを行うと，処方せんなどが病棟ではなく入力した端末近くのプリンターから排出されてしまい，そこで患者名の入った紙がたまってしまうことがよくあります。そのまま通常のごみ箱に入れたりすると情報漏えいにつながるおそれもありますので，対策を講じなければなりません。

4. 電子カルテの更新時のデータ移行

Chapter 4

皆さんが日頃使用しているスマートフォンやノートパソコンと同様，現在，勤務先で使用している電子カルテも寿命はせいぜい5〜8年。時期がくれば必ず新しい電子カルテに更新する必要がでてきます。スマートフォンの機種変更を行うと，SMSやMMS，キャリアメールなどの送受信データは移せないものがありますし，iPhoneのみに対応しているアプリケーションのデータもAndroidには当然移せません。電子カルテも同様で，ベンダーが変わったり，同じベンダーでもバージョンが違うと移せないデータがあります。「第1章．7．電子カルテデータの標準化（p 15）」に書いたような問題があり，電子カルテデータの移行はスマートフォンやパソコンを新しい機器に更新する場合に比べて，はるかに複雑かつ重労働となります。

　古い電子カルテの中にあるデータについては，そのまま移行できないものは新しい電子カルテに入力し直さなければなりません。そのときにはすべての職種が総動員することとなり，とりわけクラークは，そのなかでも中心的な役割を担うことになります。

1．移行が必要な項目

　電子カルテの更新時には**表2**のような項目が移行できるかどうかを，新しい電子カルテのベンダーに確認してもらう必要があります。これは病院サイドではわからないので業者で調べてもらうしかないのですが，比較的容易に移行できるもの，移行のためのプログラムを作ってできるもの（費用がかかる），移行できないものなどがあります。まずはこのような表を作って確認，検討をしましょう。

表2　電子カルテ内の記録の種類

医事会計情報	患者基本情報（氏名・住所など）	オーダ	処方
	保険		注射
	病名		検体検査
	受診歴		画像検査
	入退院歴		生理機能検査
	未収金		内視鏡検査
患者プロファイル	血液型		診療予約
	感染情報		オーダセット
	禁忌・アレルギー情報	検査結果	検体検査結果
	身長・体重		細菌検査結果
カルテ	診療録		病理検査結果
	サマリー	クリニカルパス	パスのファイル
	患者コメント・患者掲示板		使用したパスのデータ
	文書		
	スキャン文書		
	テンプレート		
	看護計画		

1）カルテの診療記事の移行

　カルテの診療記事が移行できない場合には，新しい電子カルテになった途端，前日まで使っていた電子カルテのカルテ記事が見れないことになるので，スムーズに診療を継続するには以下のような方法が必要になります。

① 前の電子カルテを画面で見れるようにするために，前の電子カルテの端末をしばらくそのまま置いておく：当然，机の上が狭くなります。
② 電子カルテが変わる前に，以前の内容をサマリーとして作成し，新しい電子カルテに入力しておく：サマリーの作成は医師以外困難なので，各医師に担当患者のサマリーを作成しておいてもらう必要があります。
③ 古い電子カルテの内容を一部紙に印刷して綴じておく：印刷，とじ込み作業，その保管など物質的空間的に負担が生じます。

　①はむしろ電子カルテが切り替わる前に行うべきことかもしれません。私の経験では②の方法をとったことが2回ありますが，医師にこれを行わせるためには強いリーダーシップが必要で，院長指示などがないとなかなか進みません。一方，医師は気軽に③をやってくれと言いがちです。しかし，その後の診療で必ずこれを準備しなければならなくなったりする手間や，保管の引き出し作業が生じてしまい，なんのための電子カルテかがわからなくなるので行うべきではないでしょう。近年では診療記事のデータも標準化されてきたため移行はかなりできるようになっていますが，まだまだ完全ではありません。
　電子カルテの更新をするということは「新しい病院に転職したのと同じ」という自覚を，職員全員が共通の認識として持つことがとても重要になります。

2）オーダのセットや登録したクリニカルパス※の移行
　電子カルテやオーダリングシステムでは，オーダをスムーズに確実に行うために，採血や心電図などについて必要なものをまとめた「術前検査セット」や「○○科ルーチンセット」というものが科ごとや医

y

69

師ごとに作成されていることが多いです。同様に処方や注射でもセット化しています。

　残念ながらこのようなセットは，電子カルテの移行時にはほぼ引き継げません。

　新しい電子カルテに更新する場合には，新たにこれらのセットを組まなくてはなりません。セットには「病院全体の共通のセット」「科で使用するセット」「各医師のセット」がありますが，更新時には「病院全体のセット」や「科のセット」を，稼働前に新しい電子カルテで組んでおくという作業がよく行われます。

　古い電子カルテのセットには，すでに使われなくなったものが数多くありますので，引き継ぐべきセットはどれかを診療科に確認してもらってから導入するべきです。

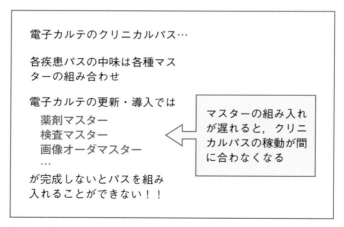

図21　薬剤，検査，画像などのマスターを完成させないと電子カルテのクリニカルパスは作れない

※　クリニカルパス→p79参照

クリニカルパスが組み込まれている場合も同様です。病院で作成したクリニカルパスを，更新でベンダーが変わっても引き継げるような研究が近年行われていますが，現状では同じベンダーであってもクリニカルパスのファイルが引き継げない場合がほとんどです。また，クリニカルパスは各種のオーダのマスターや文書などが組み込まれたセットなので，マスターが完成していないと作成できません（図21）。200個以上のクリニカルパスを作成している病院も少なくないので，計画を立ててクリニカルパスを事前入力しておかないと，電子カルテが変わってもすぐにはクリニカルパスは使用できないということになります（図19）。

3）文書（同意書や説明書）の移行

　手術や検査の説明書や同意書は，あらかじめ定型文や図を挿入した文書を電子カルテや文書システムに組み込んでおき，必要時に選択して患者カルテに登録したり，署名用にプリントアウトしたりして使用しています。ワードやエクセルのファイルとして保管されている場合も多く，多くの場合は移行できるが形式によっては移行できそうでもできない場合もあります。

　文書作成機能を開くとワードやエクセルの見慣れた画面が開くので，「新しい電子カルテになってもこれらのデータはすぐに移せるはず…」と思いがちですが，実はこれらのファイルは暗号化され保管されている場合も多く，単純に移せない場合も少なくありません。

　移行できない場合には新しい電子カルテで作成作業をし直さなければならず，この作業はクラークに依頼されることも多いと思われます。

4）テンプレートの移行

　電子カルテでのカルテ記事入力を効率的に行うために，テンプレートが多くのシステムでは組み込まれています。テンプレートは各電子カルテの入力システムに依存するため，ベンダーを変更する際には移行できない場合が多いです。しかし，ベンダー側で基本的なパターンを準備している場合もあり，それを利用することで移行時の再作成が効率化できるかもしれません。

　テンプレートには，入力したものがカルテ記事のテキストや表として張り付くもの（図22の右上）と，入力された部分がデータとして記録されるもの（図22の右下）があります。後者の場合は，同じテンプレートを使用して複数回入力した場合には表のデータとして残り，後に推移を分析するのにとても有用です。

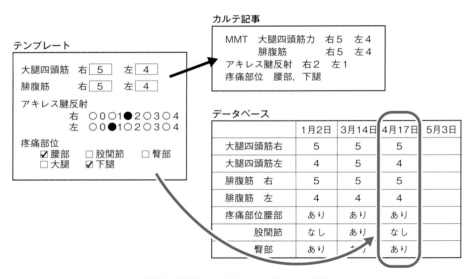

図22　電子カルテのテンプレート機能
カルテ記事の入力補助の機能だけのものや，データベース機能も持つものもある。

2. 電子カルテ更新時のマスター作成

　「第1章．8.電子カルテのマスターと標準マスター（p17）」の項で書きましたように，電子カルテのオーダや病名，記録は，マスターつまり選択肢集の集まりです。まずは，このマスターを各領域で作成し，新しい電子カルテに組み込むことが先決となります。これができないとセット化もクリニカルパスも組めません（図21）。病名マスター，薬剤マスター，検査マスター，画像検査マスター，処置マスター，手術名称マスター…と非常に多くの「選択肢集」の作成が必要になります。各領域の学会や研究会，それに厚生労働省も加わって日本の「標準マスター」というものが各種できています。ではそれをそのまま組み込めばいいではないかということになりますが，病院によってはまったく使わない選択肢があったり独自のマスターを追加しなければならない場合もあるので，それらを検討し自分の病院にあったマスターを作成しておく必要があるのです。これは電子カルテを更新するときの大きな山場の一つとなります。

　マスターの検討作成には，専門知識と各施設での現場状況の把握が必要なため，それぞれの部署で行う必要があり，多くの電子カルテ病院では各部署にマスター管理責任者をおいていますが，クラークにもその組み込み業務が依頼されることがあるかもしれません。「それはクラークの仕事じゃない」と思われるかもしれませんが，マスターの管理を行っている医師や薬剤師など国家資格専門職にとっても本来の業務ではないわけであり，これらは病院スタッフ皆でシェアしあわなければなりません。

3. 未来オーダの移行作業

　電子カルテが新しいものに変わるときには，オーダの打ち換えが必要になります。

　たとえば，9月1日から新しい電子カルテでの稼動になるとします。6月の時点ではまだ前の電子カルテで業務をしているわけですが，このときに次の診察日である10月8日の再診とMRI検査を予約する場合には，9月からは使わないことになる（6月時点で使っている）電子カルテで予約オーダを入力することになります。しかし，新しい電子カルテにはこのオーダは入っていません。

　電子カルテが切り替わるときには，通常2～4週前に新しい電子カルテでオーダだけはできるようにしておくことが多いです。したがって，そのときに旧電子カルテで入力された未来オーダの内容を新しい電子カルテに転記入力する必要があり，医師事務作業補助者などクラークがこれに携わることが結構あります。また，前述した「テンプレート」や「オーダセット」「クリニカルパス」などを新しい電子カルテの稼動時に一緒に使えるようにするには，この時期に組み込まなくてはなりませんので電子カルテが切り替わる直前の1カ月は，この業務でかなり多忙になります。さらにこの時期には新しい電子カルテでの業務シミュレーションなども行うので，いろいろと計画を立てて準備をしなくてはなりません。

Q　電子カルテの運用について適切と思われるものに〇，そうでない
　　ものには×を付け，×の場合にはその理由を答えなさい。

　①　電子カルテのベンダーが変わるときには，新しい電子カルテに
　　　引き継げない項目もあるが，どの項目が引き継げないかはベン
　　　ダーにより異なってくる。
　②　電子カルテを更新するときは，前の電子カルテで組んだセット
　　　やテンプレートを新たに入れ直す必要がある場合が多い。
　③　電子カルテのテンプレートには単にカルテ記事の入力を容易に
　　　するものと，テンプレートを使用して入力した内容が表計算ソ
　　　フトのデータに変換できるものがある。
　④　新しい電子カルテに切り替わるときのリハーサル訓練には事務
　　　職も参加すべきである。
　⑤　新しい電子カルテで標準マスターを使用する場合には，そのま
　　　ま使えばよいので，病院でその中身を確認する必要はない。

【解　　答】
　①　〇
　データを移行できるかどうかは，新旧電子カルテのベンダーにより
異なってきます。データの出力，データの取り込みには新たなアプリ
ケーションを作ったりなど費用がかかるので，事前に調べてもらう必
要があります。

② ○

オーダセットやテンプレートはベンダーが変わると引き継げない場合がほとんどです。文書の作成などでワードやエクセルの画面が出てくる場合でも，これらのファイルとして取り出せるわけではないので，移行したい項目は一つひとつ確認してもらうことが必要になります。

③ ○

④ ○

電子カルテが変わると，人の流れや書類の流れの変更が必要になる場合も多く，事務職・クラークの業務パターンも変わってくる可能性があることや，電子カルテの機能によりクラークの業務内容も変わってきます。会議への参加は必須です。

⑤ ×

旧電子カルテのマスターにはすでに病院で使用しなくなったものも多いので，各部門での確認が必要です。電子カルテの更新は各部門のマスター整理の機会でもあります。

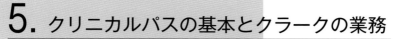

5. クリニカルパスの基本とクラークの業務

Chapter 5

すでに述べてきたように，医療ケアを安全かつ効率的に進めるツールとして「クリニカルパス」というものがあり，電子カルテにもその機能が搭載されています。

　クリニカルパスの意味や運用の原則については，医師や看護師の国家試験の出題項目にもなっており，クラークもその基本を知っておく必要があります。

1. クリニカルパスとは何か

　クリニカルパスは，手術や検査，治療ごとに作成されている予定表のようなものです。日ごとの検査，点滴，経口薬などのオーダ項目と看護ケア項目，薬剤師や栄養士の指導，食事（いつから飲食ができるか），安静度（いつから体を起こせるか），医師や看護師の説明などの標準的なプランを示したもので，電子カルテのクリニカルパス機能では，「パスを適用する」というボタンを押せば，これら「複数種類の複数日の指示」が一挙に出せるというものになっています（**図23**）。

　しかし，実はこの図はクリニカルパスとは呼べません。クリニカルパスは単なるオーダセットではないのです。

　クリニカルパスの定義は以下のようになっています（日本クリニカルパス学会）。

【クリニカルパス（略名：パス）の定義】[1]
「患者状態と診療行為の目標，および評価・記録を含む標準診療計画であり，標準からの偏位を分析することで医療の質を改善する手法」

　クリニカルパスの定義には2つのことが述べられています。

	カレンダー	1日目	2日目	3日目		4日目		5日目	6日目
	起算日数			手術前	手術後	術後1日		術後3日	術後4日
	主な予定		麻酔科受診						
タスク	検　　査				□血ガス	□採血6 □胸部XP			
タスク	点滴注射			□ソリタT3 500 □セファゾリン 1g	□ソリタT3 500×3 □セファゾリン 1g				
タスク	投　　薬					□キソプロ フェン3錠			
タスク	バイタル				4　検	3　検		2　検	
タスク	栄　　養		21時以降 飲食禁止		夕食から 再開				
タスク	安静/清潔				術後4時間 ベッドアップ			リハビリ開 始	
タスク	教育/指導	・治療説明							

図23　一見，クリニカルパスの画面に見えるがアウトカムの設定がない

一つは，定義の前半部分「クリニカルパスとは患者状態と診療行為の目標，および評価・記録を含む標準診療計画」であるということ。つまり，単に薬や検査の予定表ではなく，この日には患者はこのような状態になっているべきであるという目標が記され，その目標を達成したかどうかの評価や記録も記載されるということです。また「標準」診療計画とありますが，この「標準」が重要となります。

　「標準計画」というのは，その病院の「治療のレシピ」であるということです。もちろん，各患者の身体や病状に合わせて計画内容のアレンジはありますが，同じ手術に対して基本となるレシピがA医師用，B医師用など複数あるというのでは，料理店で言えば，同じ料理なのにコックによって作り方や味付けが異なるということであり，「標準化」されていないということになります。

　医療・看護の領域では，どの時期にどのような検査をすれば最も適切か，術後何日目に食事を開始できるかということは多くの研究で明らかになっています。明らかになっていない部分については何がベストかをスタッフで考え，パスに記すことになります。この「標準計画」がクリニカルパスの骨格になります。

　もう一つは，定義の後半部分「標準からの偏位を分析することで医療の質を改善する手法」ですが，これは前半部分の「標準計画」を使用した場合，ズレが生じていないかを集積し，病院で決定した標準計画が本当に適切かを見直し，標準計画をより良いものに改善していくということが必要ですよという意味です。

　したがって，クリニカルパスの定義は「標準化された計画に患者状態の日々の目標を設定し，その評価を行って集積し，さらに標準計画の内容を改善していく」ということになります。

　具体的に「クリニカルパスをやっている」と言うためには，以下のような要件が必要です。

① アウトカム（達成目標）が設定されていること
② 設定されたアウトカムがきちんと評価されていること
③ 評価されたデータからクリニカルパスの改定を行っていること

 ## 2. アウトカムの重要性

　アウトカムとは，その日に達成すべき患者目標のことです。この目標は治療の経過と比較してうまくいっているかどうか？　合併症など悪い兆候がないか？をみるもので，具体的な文言としては「呼吸状態に問題がない」「疼痛コントロールが良好である」「合併症兆候がない」などが使われます。通常，1日のアウトカムは3〜5つ設定されます。

　アウトカムには，退院時の患者の身体の状態の目標を示す「退院時アウトカム」（例：「杖歩行が可能」「自力食事が可能」など）と，リハビリテーションの開始や酸素投与の終了などといった次の治療ステップに移るための条件を示す「中間アウトカム」（「感染兆候がない」「自力立位が安定している」など），毎日の様子の目標である「日々のアウトカム」（例：「体温上昇がない」「食欲がある」）の3種類があります（図24）。

　アウトカムの文言には「熱発がない」のようにあやふやに見えるものもあります。これでは，たとえば看護師によっては，「達成した」「していない」という評価に差が出てくるかもしれません。そこでアウトカムには「判定基準」がついています。そこでは「判定基準：体温＜38.0度」などのように，数値や色などで客観的に判定できるようになっています。

　判定基準は一つのアウトカムに対し，複数持っている場合もありま

手術準備 / 周術期 / リハビリ / 退院時アウトカム

退院時アウトカム
- □ 手術合併症なし
- □ 一本杖自力移動可能

	1日目	2日目	3日目	手術後	4日目	5日目	6日目
区分	手術準備	手術準備	周術期	周術期	周術期	リハビリ	リハビリ
起算日数	1日目	2日目	3日目		4日目	5日目	6日目
主な予定		麻酔科受診	手術前	手術後	術後1日	術後2日	術後3日
中間アウトカム	□手術準備が整う		□術後急性期合併症がない □一般病棟に戻ることができる □疼痛コントロールができる			□リハビリ訓練可能 □疼痛コントロール良好 □術後亜急性合併症がない □歩行器移動可	
日々のアウトカム	・手術可能な身体状態 ・手術準備がそろっている	・手術可能な身体状態		・循環呼吸状態に異常なし ・神経障害なし	・循環呼吸状態に異常なし ・自力摂食可能	・循環呼吸状態に異常なし ・自力摂食可能 ・四肢運動問題なし	・循環呼吸状態に異常なし ・循環亜急性合併症なし ・四肢運動問題なし
アセスメント（観察項目）	・書類準備完了 ・装具準備完了	・体温<38.0 ・術野皮膚正常 ・後療法を理解 ・心理的安定		・意識良好 ・尿量>40 ・BP>90 ・Sa02>95	・意識良好 ・尿量>40 ・BP>90 ・freeSa02>96 ・Hb>9.0	・バイタル異常 ・摂食>7割 ・vas<3 ・歩行器移動可能	
タスク　検査				●血ガス	●採血セット1 ●胸部XP		
タスク　点滴/注射			・ソリタT3 500 ・CEZ 1g	・ソリタT3 500	・ソリタT3 500		
タスク　投薬							
タスク　バイタル	2 検	2 検	2 検	4 検	3 検	2 検	2 検
タスク　栄養							
タスク　安静/清潔							
タスク　教育指導							

図24　クリニカルパスと呼ぶためにはアウトカムの設定が必須

す。この判定基準は「アセスメント」「観察項目」とも呼ばれ，アウトカムと必ずセットになっています（図25）。

2023/9/1					
アウトカム		判定基準		評価項目	判定結果
■入院生活に対する理解ができる	達成	入院生活に対する理解ができる			
■バイタルが安定している	未達成	HR/分が60以上90未満		心拍数	80/80/80
		体温が38度未満	未	体温	38.1/37/37

図25　アウトカムが達成か未達成かを入力する「アウトカム評価画面」

　アウトカムを達成しないことを「バリアンス」と呼び，バリアンスが発生した場合には，治療の始めに登録したクリニカルパスの予定をそのまま継続してよいか，それとも日程を延長するか，点滴を延長したほうがよいかなどを専門的な視点で検討します。もちろん，これは医師の仕事です。

　電子カルテのクリニカルパスには，この「アウトカムが達成したかどうか」という評価（アウトカム評価）を入力する機能があり，この入力作業を怠ってはなりません。先に述べたようにアウトカムには判定基準がついているのですが，判定基準が体温や検査データの数値で決められている場合は，判定基準を満たすかどうかを電子カルテ自体が判定できるので，結果を自動的に表示してくれる場合もあります。

　アウトカムを達成した／していないという判定は，診療行為および診療補助行為になるので事務職が行うことはできません。判定基準が満たされていても「どうも何かがおかしい」と感じ，医師や看護師はアウトカムは未達成と評価する場合もあるでしょう。ちなみに日本ク

リニカルパス学会が行った調査では，看護師がアウトカム評価を入力している病院が多いということでした。事務職がアウトカム評価の入力を行えるのは，病棟回診などで医師に付き添い，医師がアウトカム評価の結果を直接クラークに伝えた場合か，医師が自らのログインの記録として診療記事に「アウトカム『○○○』は達成」と明示している場合のみです。

　パスに設定されたアウトカムをきちんと評価しているかどうかは，クリニカルパスを適切に運用しているかの重要な指標になるため，評価入力の漏れがないかを日々確認する必要があります。翌日の担当看護師が前日の評価入力に漏れがないかを確認したり，退院前に確認したりなど病院によってさまざまな方法がとられていますが，クラークや退院の事務的処理をする事務職員がこの確認作業を行う施設もあります。いずれの方法でも1回だけのチェックではなく，複数の段階で評価漏れをチェックするしくみを作ることが重要となります。

　アウトカム評価の集積は，クリニカルパスの中味，すなわち治療ケア計画を改善する重要な情報になります。

　たとえば，100人にある手術のクリニカルパスを使ったところ，80人以上に術後2日目のアウトカム「疼痛コントロールが良好」が未達成であったとすれば，標準的な計画にもっと疼痛を緩和させる薬や点滴などを加えることを検討しなくてはなりません。

　このように，アウトカム評価を起点に各病院の標準プランを改善していく手法が，クリニカルパスの大きな核になっています。

 ## 3. クリニカルパスの運用における事務職のかかわり

　電子カルテのクリニカルパスを運用する際の業務は，**図26**のよう

に多岐にわたっています[2]。このうち，直接，患者の診療決定にかかわらない「パスの作成・登録」「パス集計の出力」の部分は，クラークなど事務職がかかわることが多くなっていますが，それ以外は，診療行為や専門的判断からの登録となるので，明確に医師の判断がカルテなどにない場合には，かかわることができない部分となります。

①パスの作成・登録	パス案の作成
	パスの電子カルテへの登録
②患者へのパスの適用操作	患者に使用するパスの選択
	パスの患者適用前の修正
	パスの患者への適用
③患者へのパス適用後操作	オーダの変更（追加・削除・変更）
	パスからの情報閲覧
	パスの予定変更（延長・短縮・中止）
	アウトカム評価（達成・未達成の登録）判定基準（観察項目・アセスメントの登録）
	バリアンス登録
④パスの終了操作	パスの終了操作
	自動集計
⑤パス集計の出力	パスの使用数，変更部分の表示，アウトカム評価の結果

図26　電子カルテのクリニカルパスに関連する業務（文献2より一部改変）

①パスの作成・登録

パスの内容は，医師や看護師，薬剤師，栄養士，リハビリテーショ

ン療法士などが集まって検討し作成しますが，それを表にまとめ一つ
ひとつの項目をデータとして入力し，1ファイルとして登録するのは，
事務的ではありますが操作を習熟しなければスムーズには行えませ
ん。また患者のベッドサイドにいるべき医師や看護師がそのような作
業を行うのは，医療資源の活用として問題です。ここはクリニカルパ
スを学んだ事務職の出番です。さらに，その方法は電子カルテのベン
ダーごとに異なっているので，それにしっかり対応できるのはクラー
クなど現場系の事務職しかいません。

　②患者へのパスの適用操作
　③患者へのパス適用後操作
　④パスの終了操作
　②〜④はいずれも患者の治療オーダや看護ケア計画を含む操作とな
るので，投薬や検査オーダの代行入力オーダと同様に，きちんとした
代行入力ルールに沿った操作が必要になります。法令や各種ガイドラ
インに抵触しないよう，日本クリニカルパス学会では『電子クリニカ
ルパス操作における事務職（医師事務作業補助者・クラーク）の代行
操作に関する指針（第1版）』[3]を作成していますので，クラーク職は
ぜひ一度通読してください。指針の内容を表3にまとめました。
　以下に具体的な事項もいくつか示します。

●クリニカルパスの選択は事務職が行ってはいけない。患者に予定さ
　れている手術名や疾患名のクリニカルパスがあっても，医師が「○
　○のパスを使用する」という明確な指示およびその証拠（使用する
　パスの名称が記載されたカルテ記事や入院指示書）がない限り適用
　操作を行ってはならない。
●アウトカム達成・未達成の入力は事務職が行ってはならない。検査

値など数値などから「達成」が判断できる場合でも，医師が，「アウトカム『◆◆・・』が達成した」と明瞭にカルテに入力している場合でない限り事務職がアウトカム評価を入力してはならない。

●パスの日程延長操作は看護ケア計画の立案を伴うことになるので事務職は行うべきではない。

●パスの日程短縮操作・終了操作は予定されたオーダのキャンセルや日程変更を伴うことになるので，それに対する代行承認が行えない電子カルテの場合には事務職はその操作を行うことはできない。

多くの場合，アウトカム評価の入力は看護師が行っている。「看護師はアウトカム評価を入力することで看護記録を実施したとみなすことができる」[4]。

⑤パス集計の出力

クリニカルパスの集計や出力は，個々の患者の診療に影響を及ぼすものではなく，診療報酬に定める医師事務作業補助者の業務である「医療の質の向上に資する事務作業」でもあり，事務職の重要な業務の一つと言えます。実際に，クリニカルパス，すなわちその医療機関の標準治療ケア計画の振り返りと中味の改善は，医療ケアの質の向上につながるきわめて大切な業務であるので，すべてのクラークに興味を持ってかかわってほしいものです。

表3 「電子クリニカルパス操作における事務職（医師事務作業補助者・クラーク）の代行操作に関する指針 第1版」の概略

---

1. 電子クリニカルパスの作成作業
- パス委員会などで内容を作成したパスについて事務職が電子クリニカルパスとしての登録作業を行うことは問題ない。作業後にはクリニカルパス作成責任者の確認が必要。
- パス委員会などで検討・決定された修正内容を事務職が修正する場合も上記同様。

2. 患者へのクリニカルパスの適用操作
- 事務職によるクリニカルパスの適用操作（医師の指示による代行入力）では，患者にクリニカルパスを使用すること，および使用するクリニカルパス名が医師により明記されている必要がある（指示書もしくは電子カルテ内の医師記録）。
- 一つの病態に対し複数のクリニカルパスが存在する場合，事務職が選択してはならない。年齢や体重，病態，検査値など，たとえ選択基準が設定されている場合でも事務職がそれに照らして選択してはいけない。
- 患者に合わせてパスの内容を修正変更操作する場合も上記に同じ。
- 口頭指示のみでクリニカルパスの適用や修正変更操作を行うべきではない。
- 事務職がパス適用操作を行った場合は指示した医師の確定操作（承認）が必要。

3. 適用中の電子クリニカルパスのアウトカム達成判定操作や日程延長・短縮，中止・終了
- アウトカム達成の判定は，事務職の判断で行ってはならない。
- 電子クリニカルパスの設定日数の延長・短縮操作は医師が行うことが望ましい。

4. クリニカルパスの集計・統計分析作業
- 事務職が使用したクリニカルパスのデータの集積・分析作業を行うことは問題ない。

（文献3を要約）

文　献

1) 岡本泰岳：クリニカルパスの定義と用語．現場で使えるクリニカルパス実践テキスト 第2版，日本クリニカルパス学会 学術・出版委員会（監），pp1-4，医学書院，東京，2021．
2) 今田光一：電子クリニカルパス．現場で使えるクリニカルパス実践テキスト 第2版，日本クリニカルパス学会 学術・出版委員会（監），pp103-117，医学書院，東京，2021．
3) 日本クリニカルパス学会：電子クリニカルパス操作における事務職（医師事務作業補助者・クラーク）の代行操作に関する指針 第1版．日本クリニカルパス学会誌 23（1）：22-29，2021．
4) 吹矢三恵子：看護記録とパス．現場で使えるクリニカルパス実践テキスト 第2版，日本クリニカルパス学会 学術・出版委員会（監），pp38-50，医学書院，東京，2021．

Q　クリニカルパスおよび電子パスの運用について正しいと思われる
　　ものには〇，そうでないものには×を付け，×の場合にはその理
　　由を答えなさい。

① 　クリニカルパスとは複数日分のオーダセットのことである。
② 　クリニカルパスにはアウトカムの設定が必須である。
③ 　クリニカルパス関連の業務のうち，患者にクリニカルパスを適
　　応するかどうかを決定するのは医師である。
④ 　アウトカムの達成・未達成は，判定基準にもとづきクラークが
　　判断して入力することが望ましい。
⑤ 　あるクリニカルパスを使用した100人について，どのアウトカ
　　ムが一番入院日数に影響していたかについて分析を依頼された
　　ので，クラークがその分析を行い，結果をまとめた。
⑥ 　クリニカルパスのアウトカム評価を看護師が行った場合は，そ
　　の評価入力をもって看護記録とみなすことはできないので，別
　　に看護記録の入力記事が必要である。
⑦ 　医師が入院指示書に「○○クリニカルパスを使用する」と記載
　　していた場合，クラークが代行入力でパス適用のボタンを押す
　　ことができる。
⑧ 　クラーク・医師事務作業補助者は，勤務病院の医療情報委員会
　　や診療録委員会などに参画すべきである。
⑨ 　クリニカルパスやオーダセットを電子カルテに登録する際は，
　　その科の医師が全員同意していれば作成・登録してよい。

⑩　電子カルテの各領域のマスターが完成していないとクリニカルパスは登録できない。

....

【解　答】

①　×

クリニカルパスを「複数日数分の複数種類のオーダのセット」のことと勘違いしているスタッフも多くいます。本文の「クリニカルパスの定義」を再度確認し，病院の全職種で正しい認識を持つことが重要です。

②　○

クリニカルパスと呼ぶにはアウトカムの設定が必須です。

③　○

④　×

アウトカムの達成・未達成の判断は，診断や治療計画につながる重要なものであり，事務職が行うことはできません。

⑤　○

使用したクリニカルパスの集計や分析は，医師事務作業補助者の業務に規定された「医療の質の向上に資する事務作業」の一つであり，重要な仕事です。

⑥　×

アウトカム評価は看護師が行っている場合が多いです。日本看護協会の『看護記録に関する指針』には「クリニカルパスには，看護記録として標準計画と経過記録が含まれる」と記載されており，アウトカム評価を行うことで文章形式の記事の記録は省略できます。

⑦　○

医師の指示が明記されていれば，クラークが代行入力としてパス適

用をクリックすることは可能です。ただし，電子カルテの代行入力承認機能にパス適用入力の項目があることが条件になります。

⑧　○

⑨　×

　クリニカルパスは医師だけではなく，関連する全職種との検討が必要です。セットオーダはコストの面や診療報酬上の適応などの考慮も必要なので，医事課など関連部署にも確認したうえで登録すべきです。

⑩　○

　クリニカルパスには多くのオーダがセット化されていますので，マスターが完成していないと，これをクリニカルパスに組み込むことはできません。

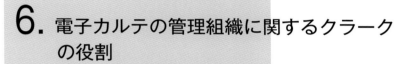

6. 電子カルテの管理組織に関するクラークの役割

Chapter 6

1. 院内委員会への参画

　医師事務作業補助者やクラークは，院内で最も多く電子カルテの入力を行っている職種です。また，各医師の性格や癖を最も熟知している部署と言ってもよいでしょう。

　各病院で決められる電子カルテの入力ルールや入力した情報の流れについては，他のどの職種よりも問題点を指摘できるはずです。したがって，病院の「医療情報委員会」や「診療録委員会」などにはメンバーとしてしっかり参画すべきです。

　病院によっては，クラークがすべて非常勤職員や臨時職員で構成され，医師や事務課長，看護師などが名目上，部署の管理者になっているところもあるかもしれませんが，必ず現場実務者が加わるべきです。

2. 文書の登録・管理

　電子カルテに組み込まれる文書やテンプレート，定型文はあまりにも医師ごとに自由に作れるようにしてしまうと記載方法がバラバラになりすぎてしまいます。病院全体や科内で使用するものについては各科で検討してもらい，登録や修正を行う職員や部署を限定するほうが望ましいでしょう。医師事務作業補助者が担当している病院も多くなっています。

　一方，クラークスタッフの業務としても，これを請け負う場合には「△△科については○○さんしかわからない」とならないよう，部署内で対応できるスタッフを複数養成する必要があります。

3. オーダセットやクリニカルパスの電子カルテへの登録

　文書と同様に薬や検査のセット，作成したクリニカルパスの登録などもクラークに依頼されることは多くあります。しかし，オーダセットやクリニカルパスは患者の身体に大きな影響を及ぼすものであるので，不適切なセット（「一緒に服用すると問題が発生する薬剤がセットになっている」，「保険診療上，認められていない検査がオーダセットに含まれている」）とならないよう，委員会などの審査を経たうえでクラークに登録を依頼するように，体制，業務フローを病院全体で検討してもらわなくてはなりません。

　一人の医師からの依頼をクラークが直接受けるような体制にするのではなく，まず各科内で調整してもらい，科の代表医師から依頼してもらうなどの流れを作ることが大切かと思われます。

　オーダセットやクリニカルパスの登録で，そこに含まれる薬剤や検査は，マスターという選択肢集から選んで組み合わせるということになります（第1章．8.電子カルテのマスターと標準マスターを参照：p17）。さらに，そこには会計への紐づけも必要になります。したがって，電子カルテに各領域のマスター登録が完了していないと，オーダセットやクリニカルパスの電子カルテへの登録はできません。電子カルテの導入や更新時では，マスター登録を早めに終わらせておく必要があるのです。

索　引

著者紹介

今田　光一（いまだ　こういち）

1988年富山医科薬科大学（現富山大学）医学部卒。医学博士。富山大学附属病院，黒部市民病院，高岡整志会病院を経て現在は若草第一病院スポーツ整形外科部長／医療情報担当部長。整形外科専門医として手術・臨床・研究を行う傍ら1998年以降一貫して本邦のクリニカルパス・電子カルテの開発普及や医師事務作業補助体制の確立に取り組み，関連学会や行政，大学等とも協働し，制度の適正化と発展について広く教育，調査，提言を行っている。2023年現在，クリニカルパス，電子カルテ，医師事務作業補助体制に関する論文発表45編，学会発表90回，講演は400件を超え，著書・共著は17書籍。日本クリニカルパス学会理事。日本医療マネジメント学会評議員。日本医師事務作業補助者協会（教育研修部会，大阪府支部）代表世話人。日本ユーザーメード医療IT研究会幹事。モットーは，「徹底現場主義」「理論より実践，実践から理論」。

速習 電子カルテと代行入力　『復習テスト』で理解度 UP！

2023 年 10 月 17 日　初版第 1 刷発行

著　者	————	今田　光一
発行者	————	吉田　收一
印刷・製本	————	株式会社シナノパブリッシングプレス
発行所	————	株式会社洋學社

〒658-0032
神戸市東灘区向洋町中 6 丁目 9 番地
神戸ファッションマート 5 階 NE-10
TEL 078-857-2326
FAX 078-857-2327
URL http://www.yougakusha.co.jp

Printed in japan　　　　　　　　　　　　©IMADA kouichi, 2023

ISBN978-4-908296-22-2